自然治癒力を高める連続講座

1

創刊号
2003
JULY

代《だい》替《たい》療法と免疫力・自然治癒力

目次

CONTENTS

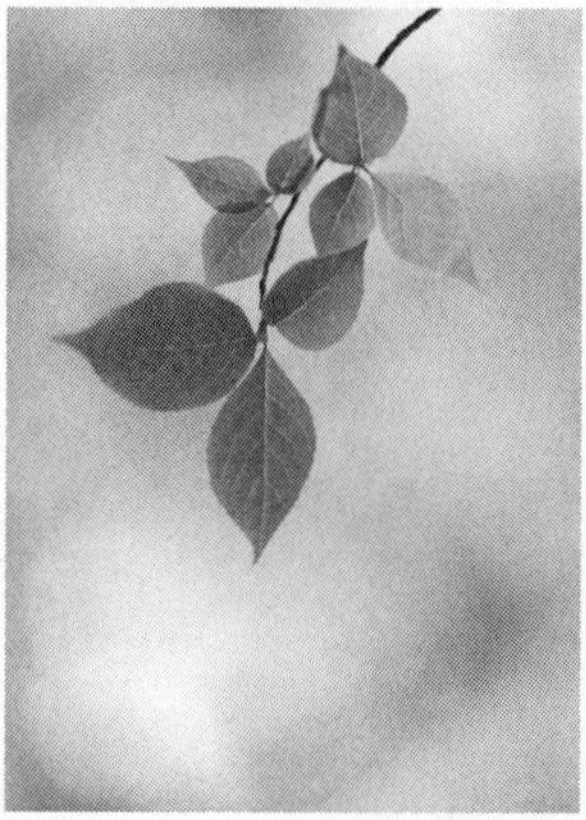

代《だい》替《たい》療法と 免疫力・自然治癒力

表紙アート はせくらみゆき（アートセラピスト）
装丁・デザイン **studioY$_2$**

55 **特集② 免疫力からのアプローチ**
56 リンパ球人間、顆粒球人間と自然治癒力……安保徹（新潟大学大学院教授）
70 心が病気をつくる～自己治癒力の高め方……川村則行（国立精神・神経センター心身症研究室長）
85 **特集③ 代替《だいたい》療法とその治癒力**
86 癒しのホメオパシー入門……渡辺順二（赤坂ロイヤルクリニック院長）
100 からだ・こころ・スピリチュアリティの調和……カール・サイモントン（がんのイメージ療法の創始者）
113 代替療法の種類と基礎的ガイド……岸原千雅子（NPO法人日本ホリスティック医学協会事務局長）
127 **連載エッセイ**
128 **アマゾン、インディオからの癒し①** 「今日という日に感謝する」……南研子（熱帯森林保護団体代表）
138 **チベット医学童話①** 「タナトゥク」……小川康（チベット医学占星術大学2年生・薬剤師）
4 創刊のごあいさつ
153 BOOK SHOP（本の通信販売）
157 編集部から「読者の皆様へ」
158 奥付と編集後記

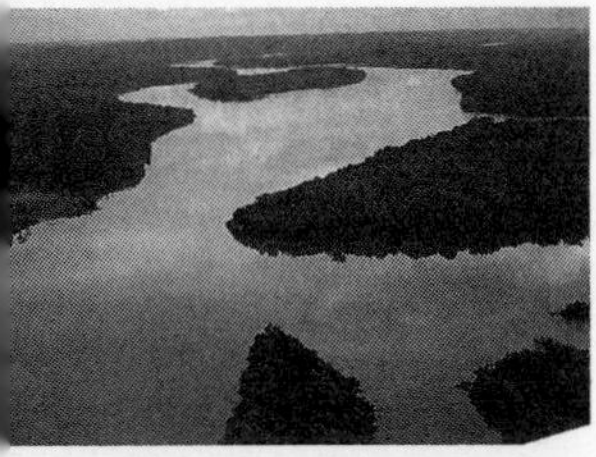

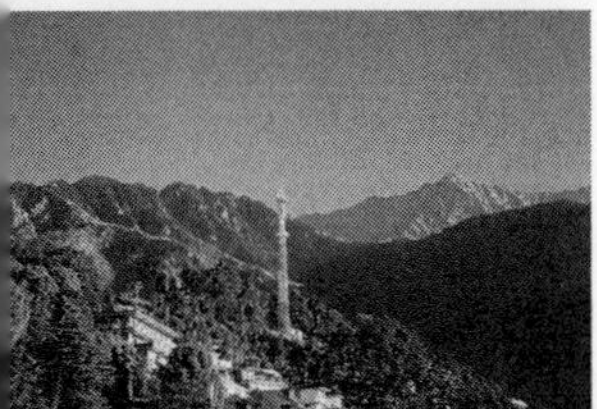

創刊のごあいさつ

発行人・ほんの木――高橋利直

身の回りにあふれる健康情報、あるいは、がんや生活習慣病予防と銘打った健康食品やサプリメント。いったい何が有効で、必要なものなのか？　誰もが実は半信半疑でしょう。しかし、明らかに、多くの情報や健康関連商品の目指す所は、一人ひとりの「自然治癒力を高めること」です。

小社では、この「自然治癒力」こそ、人間本来の生命力、健康、元気、長寿の源であり、病気を予防し、癒すキーワードである、と考えました。

今さら申すまでもなく、少子高齢化社会は目前です。日本の国家財政は確実にパンクし、年金のみならず健康保険も危機となりました。２００３年４月からサラリーマンの医療費の自己負担は２割から３割に上がりました。私たちはいつまでも、毎日の健康管理や病気の予防を医療機関ばかりに頼ることはできません。介護問題もますます深刻なテーマになっています。これらすべての日本人の緊急課題を解決するために「いのちへの知恵」が確実に時代のキーワードになってきました。

生活習慣や食べ物の選択、避けるべき食品や毎日のライフスタイルの見直し、健康入浴法や快適な睡眠、ストレスや人間関係の改善、車の利用よりも歩くことなど…。私たちの身近にも「自然治癒力を高める」健康管理法はたくさんあります。しかし、本当に自分の体質や家族皆のためになる知恵を見つけるのは、そう簡単ではありません。

病気を治す、健康になる、長寿を手に入れるのはあなた次第です。そのために、生き活かされている回りのすべてに感謝して生きること。これこそが元気、健康、長寿への近道といえます。

「自然治癒力を高める連続講座」では毎号テーマを変えて、医、食を中心にさまざまな分野で活躍されている専門家の方々のご意見をうかがいながら、理論や概念だけの健康管理ではなく、誰でも実践できて身につく、わかりやすい具体的な情報をお届けいたします。初年度は年４冊の発行となります。皆さんもご一緒に、ぜひ無理なく誰にでもできる本書の健康生活管理法を、ご愛読ください。

特集①

自然治癒力をもっと知る

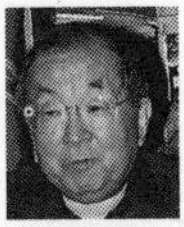

Ryoichi Obitsu
帯津良一
（帯津三敬病院名誉院長）

「がんの代替療法とホリスティック医学」

1936年生まれ。医学博士。東京大学医学部卒業。がん等で患者の自然治癒力を引き出す、ホリスティック医学の第一人者。現在、帯津三敬病院名誉院長。

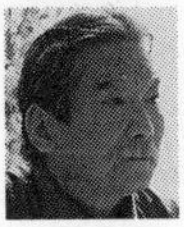

Keiichi Ueno
上野圭一
（翻訳家・鍼灸師）

「代替療法は、常に消費者の手にある」

1941年生まれ。翻訳家・鍼灸師。早稲田大卒。日本ホリスティック医学協会副会長。市民社会、エコロジー的視点で鋭い理論を展開。アンドルー・ワイル氏の訳者でも有名。

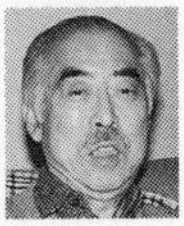

Jōji Fujinami
藤波襄二
（東京医科大学名誉教授）

「健康と病気とあなたの自然治癒力」

1928年東京生まれ。東京医科大学名誉教授。医学博士。日本ホリスティック医学協会名誉会長。日本自然治癒医学協会会長、日本全身咬合学会顧問、人体科学会理事等歴任。

がんの代替療法とホリスティック医学

帯津良一
（帯津三敬病院名誉院長）

20年以上に及ぶ、がん代替医療の実践と、気功、呼吸法、漢方薬、鍼灸、食事療法、ホメオパシー等…、あらゆる方法を駆使して、これからの医療の方向をホリスティックに探求する、帯津先生の医療のあり方とは…。

おびつ　りょういち
1936年生まれ。医学博士。東京大学医学部卒業。日本ホリスティック医学協会会長他、役職多数。伝統医学・民間療法等を取り入れ、西洋医学とともに実践。がん等で患者の自然治癒力を引き出す、ホリスティック医学の第一人者。現在、帯津三敬病院名誉院長。「あなたの自然治癒力が目覚める」他著書や監修書多数。（153ページ参照）

私の歩んだホリスティック医学への道

私がホリスティック医学に目を向け始めたきっかけは、東大医学部から東京都立駒込病院に移ってからです。確か1976年から行って、そこでは大学病院以上に手術の件数が増えました。新しい病院で、しかも大学より設備がいいので、患者さんが集まるし、たくさんの手術をする必要がありました。意気揚揚としてやっていたのですが、医学の進歩を感じながらも治療成績はなぜかあがらない。手術も上手になって、診断も上手になって、術後管理も上手になって、それなのに再発率が今までとほとんど変わらない。

「西洋医学に限界があるんじゃないか」と、構造的な問題を感じたのはそのときです。では、どうすればいいか。西洋医学の限界を補ってくれるのは中国医学だ。部分と部分の間のつながりをみる医学として、中国医学やインドのアーユルヴェーダが存在する。しかし、アーユルヴェーダはわれわれの手の届くところに情報はありませんでした。そこで、中国医学は身近なところにあるからそれをやってみようと決意しました。部分をしっかりみる西洋医学と、部分と部分の間のつながりをみる中国医学が合わされば、より体系として広い医学になると思ったのです。

さっそく、中国医学をがんの治療に取り入れようと思ったのですが、身近なところでは誰もやっていない。それで実際に中国に行き、ある程度の見聞を持って帰ってきました。中国には15日間行ってきました。上海と北京、15日間で主ながんの治療施設のある大学病院、市立のがんセンターを駆け足で10か所くらい視察しました。この視察である程度、中国のがん治療のアウトラインがわかりましたが、帰国してすぐには実現できませんでした。当時、大きな病院の中ではそういう考えが、医療者、患者、ご家族の誰にもまったくなかったのです。一度はあきらめかけましたが、絶対に必要なことだと思い直して、自ら１９８２年にこの川越（埼玉県川越市）の地に病院を建てたのです。

当初はスタッフ45人、ベッド77床で始めました。スタッフの理解も得られません。口で言ってもわからない。ですから、私の志はなかなか通じませんでした。職員は、普通の病院をつくるために集まってきた人達なので、そういう特殊な病院を始めるということは誰も思っていませんでした。最初から気功の道場があったり、鍼灸《しんきゅう》の先生を呼んできたり、漢方薬を煎《せん》じるところを作ったりしたので、中国医学をやるくらいはわかっていたと思いますが――。

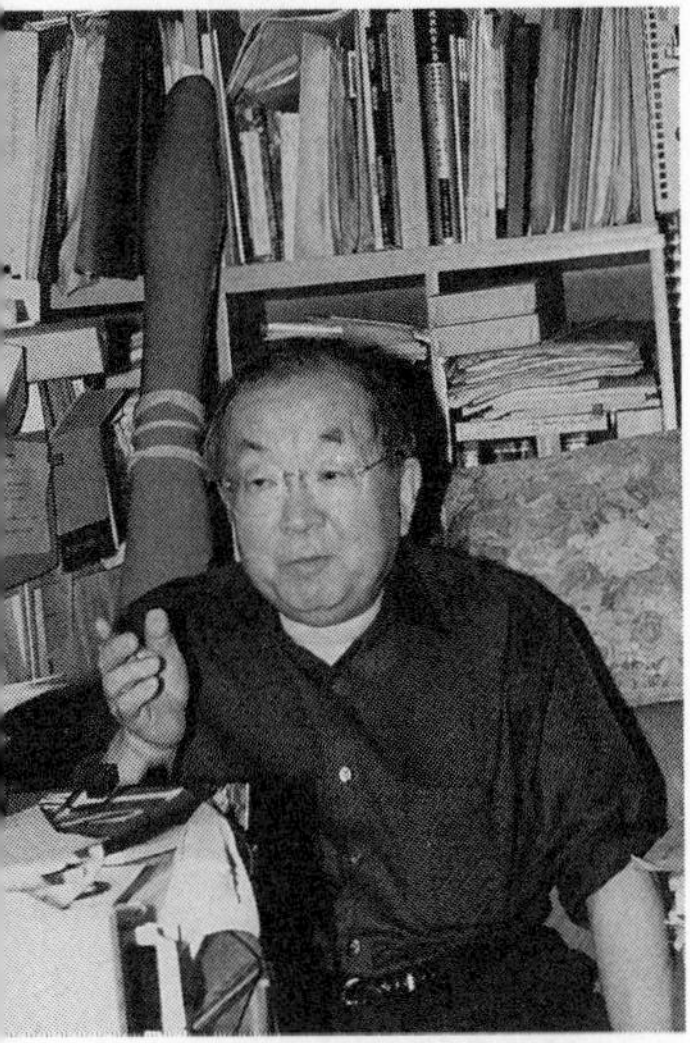
「21世紀の医療は統合医学になっていく」と語る帯津良一先生。

出版がキッカケで理解が広がる

転機が訪れたのは、講談社から１９８７年に「がんに勝つ〈食・息・動・考〉強健法」という本を出版してからです。さっそくこの本をみんなに読んでもらい、私の目指す体系を理解してもらうことができました。この本を読んだという患者さんも結構やってきました。そして病床も、おかげさまで１９９０年ころから一杯になっていったのです。最初は中西医（中国医学・西洋医学）結合でしたが、１９８７年に日本ホリスティック医学協会が設立され、その活動に参加していました。そのあたりからホリスティック医学という概念が、私の中に生まれてきたのです。

ホリスティック医学は、人間を丸ごとみる医学で、アメリカの第一人者でアリゾナ大学医学校教授のアンドルー・ワイル氏もいっているように、人間は、ボディとマインドとスピリットからなる存在である。身体性、精神性、霊性とか、からだ、こころ、いのちと訳したりしていますが、この丸ごと渾然一体《こんぜんいったい》となったものを、そのまま捉える医学がホリスティック医学です。

次第に患者さんが集まってくれるようになったもう一つの理由は、病名告知の問題です。その頃から、がんも病名がはっきりしたところで患者さんに告知する病院が徐々に増えてきました。病名を知った人は、がんを何とか乗り越えようと思いますから、病院でやってくれる治療は素直に受けるとしても、当然余っている時間があります。そこで、他に何かやろうとします。そうすると漢方薬が良さそうだ、食事療法がいいらしい、ということに気がついて、私のところへだんだん訪れるようになったみたいです。

代替《だいたい》医療が世界の流れに

そして、いわゆる代替療法に数多く接する機会が増えてきました。鍼灸《しんきゅう》、中国医学、食事療法、気功、漢方薬――。中国医学ももちろん代替療法の中に入りますけれど、お隣中国は、漢方薬、気功、鍼灸に関しては大先輩の国ですので、私は、中国医学を代替療法などと呼んだら失礼かなと思い、それまで呼ばないできたのです。

鍼《はり》は、私の病院では最初から取り入れました。また、気功については、中国に視察に行ったときに、一番期待していたのです。気功的なことをそれまで趣味としてかなりやっていましたので、違和感無く自然に入ってきて、とにかくこれを中心にしてやろうと決めました。

それから漢方薬は、がんには無理でしょうという時代でしたから、漢方薬の葛根湯《かっこんとう》や、加味逍遙散《かみしょうようさん》のことはわかっても、これをがんに使うということは誰も考えていません。ですから、中国の先生にいろいろ指導を受けながら今に至っているというのが実情です。

鍼灸は、私の信頼する優秀な鍼灸師たちが最初から

2002年11月に開院20周年を迎えた帯津三敬病院。

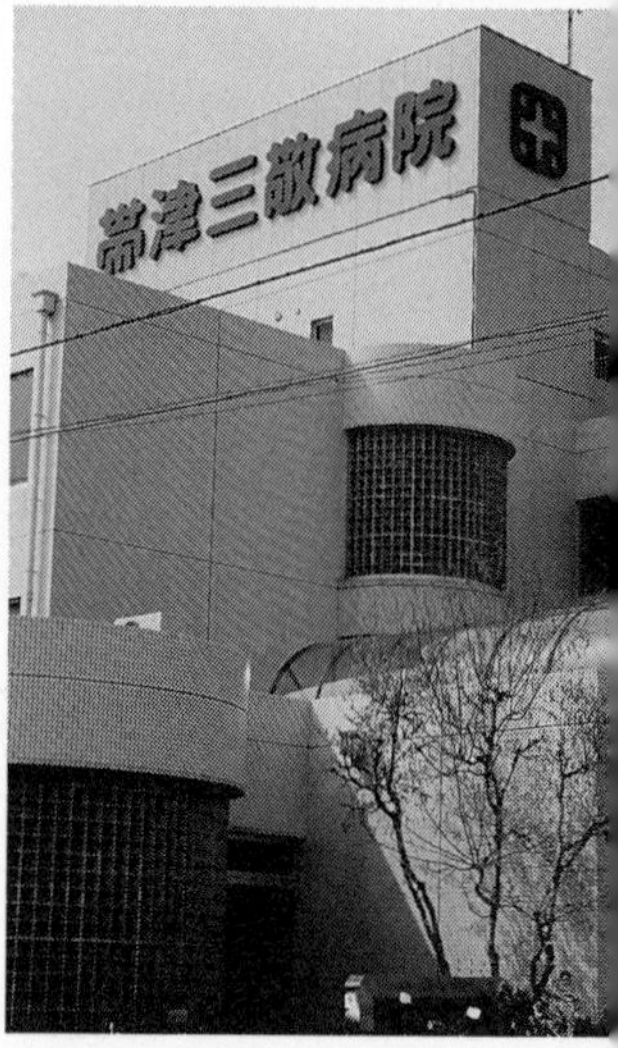

協力してくれていたので、スムーズに出発できました。

食事療法は中国の専門家の先生が、漢方薬の指導とともに、いわゆる、薬膳じゃなくてお粥《かゆ》、薬粥の指導から出発したのです。そんなことをやっているうちに、患者さんがいろいろ、いわゆる代替療法を持ち込むようになってきました。まだその頃は、健康食品が今のように氾濫《はんらん》していませんでした。その他いろいろな機械を使った治療も持ち込んでくるようになりました。それで「先生これやっていいですか？」と質問してくるのです。私も一生懸命考えますが、まだ経験やデータが乏しいのでよくわからない。わからないけど、害がなさそうだということがわかれば、とにかくやりましょうと結論を出します。

こうして、いろいろな方法が入ってくるものですから、そのための相談の時間が足りない状態となり、必要は発明の母で、「がんを治す大辞典」（二見書房）という本を作ったのです。１９９１年の出版です。この本は代替療法を整理して患者さんに理解してもらう一助になればと思って作ったもので、日本中のあらゆる「これでがんが治りますよ」という代替療法を取材して本にしたものです。私が取材する時間はありませんでしたし、そんな能力もありませんので、仲間のライターが、またその仲間を募って、４人くらいの取材者が私の書いた質問表を、治療をやっている方々に届けて、そこでインタビューをして１００種類くらいの治療法を集めてきました。集まった１００種類くらいの治療法の中で、「私自身がまだよくわからない」と判断したものを除き、77種類から80種類の治療法を紹介しました。

まだ代替療法の「ダ」の字も出てこない時代ですから、そういう本が出版されることが、世間からどう反応があるのか、ライターたちはみんな不安だったようです。しかし、私は患者さんのニーズがわかっていましたから、そういう不安はありませんでした。「まあ、何かお叱りを受けてもしょうがないかな」ということ

患者さんの症状に応じて生薬を調合する、病院内の漢方薬局。

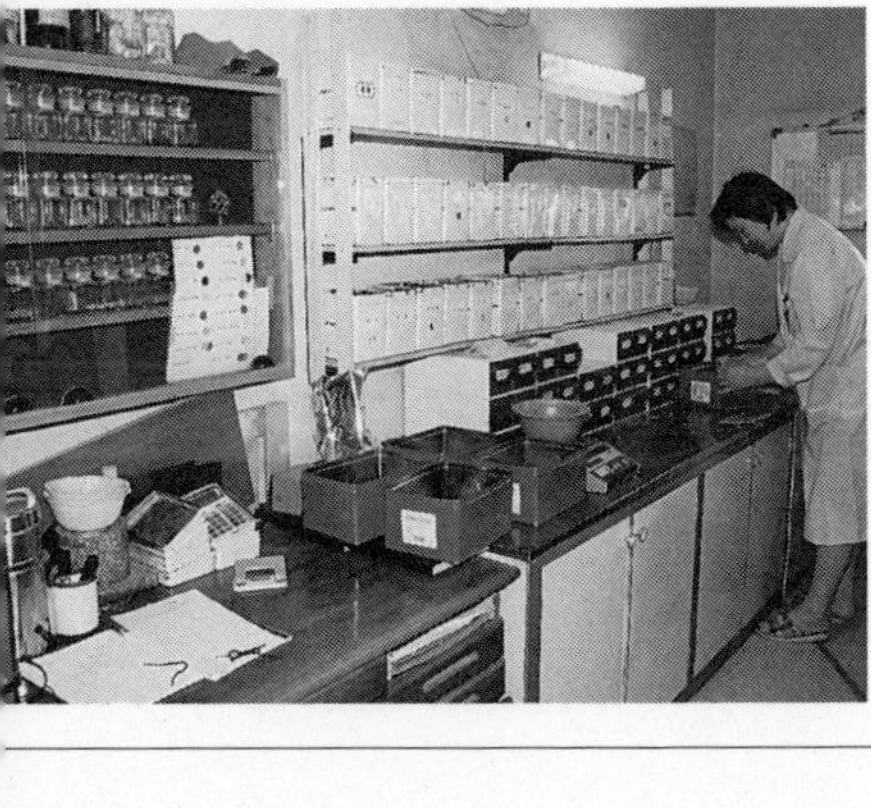

ぐらいの覚悟はしていました。

そうしましたらこの本が出ても、何一つクレームがなかったのです。むしろ、私はせっかく取材に応じてくれた方々の中で、私が理解できなかったばかりに削除した相手の方に申し訳ないと思って、これが一番心苦しかったのです。その後、世界の中で代替療法が台頭してきて、ようやく日本でも少し遅れて数年前から関心が高まってきたのです。

治るという大きな希望が大切

西洋医学は、身体の故障を治す機械工学という学問ですので、マニュアル化、再現性が基本です。ですから西洋医学では、人間を全体でみるのではなくて、臓器のレベルでからだをみています。代替療法、ホリスティック医学は、人間丸ごとの医学ですから、一人ひとりみんな違います。入院してきた患者さんでいいますと、順番で毎朝私の部屋に一人ないし、二人の方に来て頂くのです。朝8時半から9時までの間に原則として来てもらう。私の部屋に来て頂いて、現状を分析して戦略を考えるわけですね。この戦略は、一人ひとり違います。

そのときにどういう順序で話をしていくかというと、まず一番大事なのは心の問題です。代替療法に限りませんけれど、患者さんの心が一番大事なのです。希望が、心の真ん中にないと、どんな治療もうまくいかないというのが、私の実感です。

一番大きな希望は「完治する」という希望でしょう。しかし、希望は、大きければ大きいほど達成が難しいです。ですから、少しでも前進するという、今日よりも明日に少しよくなる、そういうものでいいのです。そういう希望が心の真ん中にいてくれるといいので、そのことをよくお話しします。それに患者さん自身が、どこかで私の話を聞いたり、私の本を読んだりしてきていますから、そこでそんなに時間はかかりません。

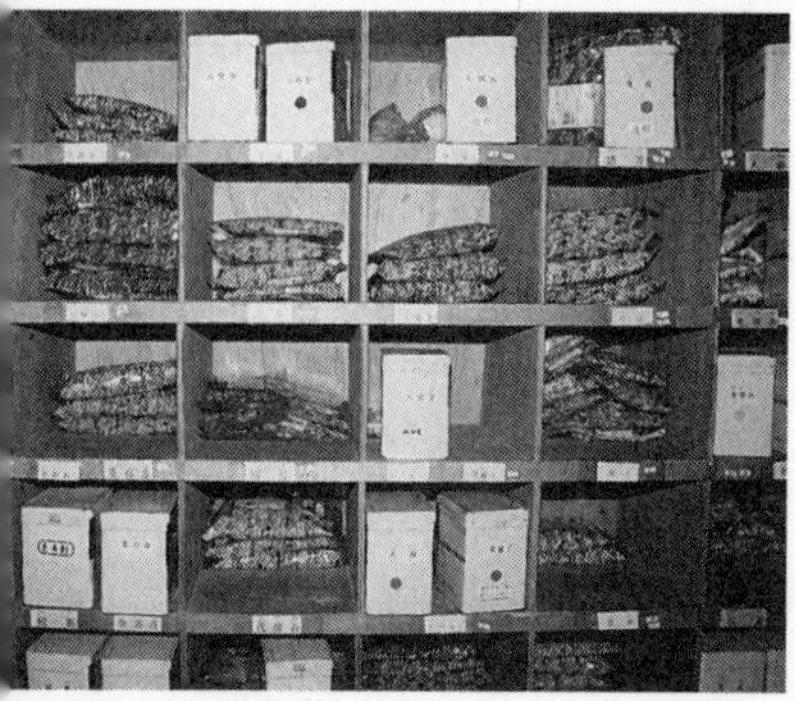

生薬を2種類以上組み合わせて作られた薬を漢方薬という。

もちろん心の問題も、ただ希望だとかそういう情緒的に言っても効果がありません。がんの治療成績にも反映させていく必要がありますので、客観性、再現性のある心の問題の捉え方というのが重要ですね。これはとても大事なことです。

私のところでは、17、18年前に心のアプローチ、つまり、いろいろな心理療法を取り上げる心理療法チームを作りました。中心はサイモントン療法でした。サイモントン療法は、がんの専門医カール・サイモントン博士が考案した、心と体の相関関係を利用してイメージによって苦痛を軽減し治癒力を高める療法で、がんのイメージ療法として有名です。サイモントン博士は今、日本でサイモントン・ジャパンというNPO法人を立ち上げて、実は私が理事長になっています。

最近もう一つ加わったのが、筑波大学の宗像恒次《むなかたつねつぐ》教授がやっている、SAT（サット）療法です。これもイメージ療法です。ずうっと過去にイメージを持っていくわけです。前世までは持っていきませんけど、母親の子宮の中まで戻していくのです。そのSAT療法が厚生労働省の試験研究に取り上げられて、私のところの患者さんに試しています。SAT療法を行う前後で、遺伝子の解析をおこないます。「P53」というようながん抑制遺伝子が、どのくらい増加するかを見るのです。

ちょうどはじめて一年が経ちますが、非常に良い結果が出ています。まだ公に発表するための整理はしていないのですが、ケースによっては非常にすばらしい結果が出ていますので私は大いに期待しています。心の問題は、やはりそういう客観性・再現性を捉えて、数量化・定量化していくと、かなり飛躍的に治せるようになると思っています。

また、WHO（世界保健機構）が検討している健康に対する定義の中で表現された「霊的に」というところがとても意義があると思っています。体内の生命場を高めることが大切で、希望のある生活の重要性を健康の概念の中に促えているわけです。

場のエレルギーとは何か

生命の場について、もう少し説明します。中国医学が部分と部分の繋《つな》がりを対象にする医学ということを既《すで》にお話しましたが、体の中の隙間《すきま》に、臓器と臓器の間に、目に見えない繋がりが何層にも網の目のようになっているのをイメージしているとき、これは〈場〉にちがいないと思ったのです。

少し難しいかもしれませんが、空間のある領域にわたって分布している物理量を、ひとまとめにして考えたのが〈場〉です。電磁場がそうです。私たちがいる部屋に電気も磁気も連続して存在している。いつも動いて波動としての役割もしている。これと同じことが体の中にも当然あります。電磁場も当然あるし、重力やそのほかの物理量に対応した場があります。体の中の場というと、よく電磁場のことを意味しますが、もっと目にみえないサトルエネルギー場（未解明の微細なエネルギー）とあわせて、私は生命場と呼んでいます。

その生命場のポテンシャルエネルギー（潜在的エネルギー）こそ、いのちであってそのエネルギーがなんらかの原因で低下したときに、自らの力でそれを回復しようとする、場に本来そなわった力が自然治癒力です。生命力があって、もう一つ自然治癒力があって、生命力が低下したときにこの自然治癒力が生命力を持ち上げると考えてもいいでしょう。

あるいは、自然治癒力は、生命力の別の呼び方かもしれないし、このことは、時間が経てば誰かがきっと明らかにしてくれることと信じています。

また、自分の意志で、自分の「いのちの場」のエネルギーを少しでも高めることを、私は養生《ようじょう》と呼んでいます。養生をもっともっとみんな考えたらいい。私もこの歳になると、回りに爆弾が落ちてくるように、仲間が死んでいく。そういうの見ていると、「あいつもタバコなど吸っていないで気功くらいやっていたらよかったのに」と思うのです。そういう意味で自分のいのちを大事にするという生き方、いのちを大事にするといっても、長生きしようとか病気になるまいとかという消極的なものでなくて、日々、生命を「勝ちとって」いく、そういう気持ちで生きていくことが大切です。

食、健康、サプリメント

病院では、患者さんと相談して玄米菜食と漢方のお粥《かゆ》を、この20年間実践しています。しかし、食はなんといっても個性的なものですから個人的指導が中心となります。個人指導では、「粗食のすすめ」（東洋経済新報社刊）で有名な幕内秀夫氏が担当しています。

サプリメント、健康食品については、基本的なライフスタイルを整えればサプリメント、健康食品は不要

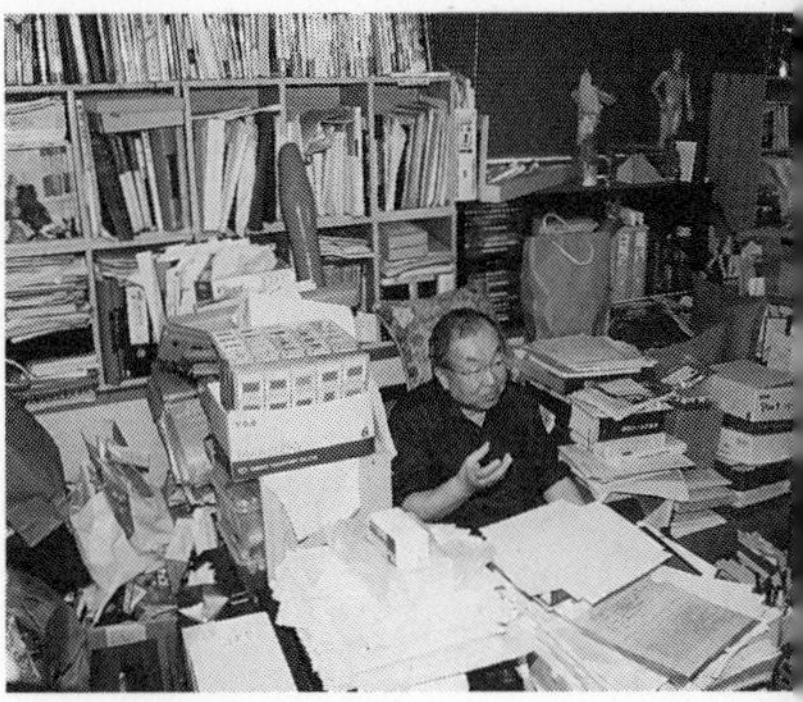
帯津三敬病院内の名誉院長室。

だというのが今までの私の考えだったのですが、今の世の中は昔と違って情報社会、ストレス社会で、食べ物の中の成分だとか、ビタミンの含有量《がんゆうりょう》が昔より減っているので、食べ物だけですますのでなく、補うためにサプリメントに手を出してもいいと今は思っています。

　私も今、納豆キナーゼを飲んでいます。納豆キナーゼは、脳梗塞《のうこうそく》を予防します。私の年齢ぐらいだと、たまに脳梗塞になる人がいる。脳梗塞になると太極拳《たいきょくけん》もできないし、ものも書けないし、しゃべれないし、仕事ができなくなると困ると思って飲んでいます。

　どの程度効果があるかはわからないですが、サプリメントも健康食品もただ漫然と飲むのではなく、自分で的を絞《しぼ》って効能別にこれとこれを飲もうと決めたほうがよい。何しろ、1か月に1万円以上かかりますから。これを毎月となるとけっこうお金のかかることですしね。あまりにも高額の10～20万円ぐらいするものは、どうかと思いますね。アンドルー・ワイル博士がいつも言うように、絶対に効く、という方法はないのですから。

　私の購入に際しての判断は、二つあって、適正な価格と、売っている人が断定的な物の言い方をしないことです。健康食品やサプリメントは、断定的な物の言い方ができる世界ではない。わかっていることは、自然治癒力にはたらきかけるものであるということ。まだまだわからないことがたくさんあるので、過信してはいけません。

　食事は、大地のエネルギーとか気を体内に入れるものだと考えれば、大地のエネルギーをふんだんに持った食材がいいに決まっている。そういう点でいくと、食材も旬《しゅん》のものがいい、植物性のもの、魚介類、肉類の順序になると思います。肉類にも旬があるということですが私にはわかりません。魚介類にはありますよね。初鰹《かつお》とか秋のさんまとか。野菜にはもっとあるし、そういう順序で選んでいます。いつも季節を感じて、それと一緒に気持ちも高揚しないと自然治癒力は高まりません。いのちのエネルギーは気持ちの方からあがってくるのだから、美味しさとか、巡《めぐ》り巡ってくる季節に対する感謝の気持ち、という意味では旬がキーワードであると思っています。

一般の人の日常食については別に玄米菜食でなくてもいいと思います。米は、1日3度食べる可能性がある。玄米はうまいところはうまいし、そうでないところもある。なにも、白米を目の仇《かたき》にしなくてもいい。白米こそうまい料理もある。カレーライス、マグロの刺身は白米のほうがうまい。いくら美味しい玄米にカレーライスをかけても、白米の方が美味しいし、それぞれの特長をいかせばいいのではないでしょうか。また、若者、高齢者と年齢によって食事の好みはかわってくる、それはそれで素直に従っていればよい。

気功、身体を動かす呼吸法を

気功に限りませんけど、自然治癒力を高める方法として、身体を動かすことに呼吸法をミックスしたようなものは、みなさんに勧めています。

ヨガでも気功でもなんでもいいのですけど、私の病院では気功を中心にやってきました。それは私が、以前からいろいろ武術をやっていまして、次々に縁があってやっているうちに呼吸法の大事さに思い至りました。そんなときに気功を見て、パッと入ってきたのです。これが中国医学の基本だと。

さっそく病院に道場を作って、日本の気功から始めたわけです。現在、15種類くらいの気功をやっています。その気功は月曜日から土曜日まで時間表が決まっていて、患者さんにその時間表を渡してあります。これを見て患者さんは興味のあるものに参加してきます。あるいは体力に応じて選んでいくわけです。私が20年ここでやってきまして、これについて感じているのは、「気功は非常に種類が多いですけれども、功法に優劣はない」ということ。これじゃだめだ、こうじゃなきゃいけない、というのはないですね。それからこれは、「決して特効薬じゃない」ということです。代替療法《だいたいりょうほう》のほとんどは、健康食品も含めて特効薬でない。これは一種のいのちに働きかけるエネルギーなのです。代替療法は、身体の故障だけでなく、その向こうにあるいのちのエネルギーの低下だとか、心のゆがみだとかを治す療法ですから。

自然治癒力を高める、その方法

心の問題、食事の問題、気功の問題の話をしましたが、その他自然治癒力を高める方法として、音楽療法やアロマテラピーも取り入れています。

音楽療法、アロマテラピーはどちらも以前から私の病院でやっていて人気があります。やはり気持ちの良さが求められているのでしょう。病院というのはだいたい気持ちの良いところはないですから、その中で音楽療法は、歌が好きな人にとって聞いたり歌ったりすることで何ともいえない気持ちになると思います。アロマテラピーは、経験のある方はおわかりだと思いますが、これも気持ちが良いです。そういうことで、音楽療法とアロマテラピーの二つの療法に人気があります。

こういう代替療法を、自然治癒力を高めるためにやりながら、西洋医学で何がやれるか、抗がん剤でも、放射線でも、必要があると判断したときは患者さんと相談してやります。

漢方薬は、飲める人はほとんど飲んでいます。飲めるというのは口から飲むことのできる人。もちろんお腹のトラブルのために飲むことができない人もいます。こういう人には浣腸《かんちょう》をします。私は、漢方薬も特効薬だとは思っていません。気功と同じです。少しずつ前進していくもの、そういうふうに考えています。

この前、ちょっと学会で話をしなくてはいけないことがあって、私のところでがん治療を始めて5年から10年くらいの人たち200人くらいがどんな代替療法をやっているか、調査して傾向を引き出してみたのですけど、漢方薬が非常に多かったです。それから健康食品も、最初から1、2種類にしぼってやっている人ですね。そういう人は心が定まっているという傾向がみられます。

西洋医学分野の先生方は漢方薬には厳しいですね。あれは効かないよって患者さんに言うようです。ですけど、最近は、結構大きな病院から紹介状を持って漢方薬をもらいに来る人が増えてきました。まだ全面的に漢方薬を信用しているっていう様子ではないですが、「よろしくお願いします」と紹介してきた先生が書いてきます。どうもその行間には、「あまり効かないと思うけどな」っていう心理が読みとれるような文章があります。それが残念です。

プラシーボ効果（信じることによる期待効果）を考えると、みんなが信じた方がいいわけです。

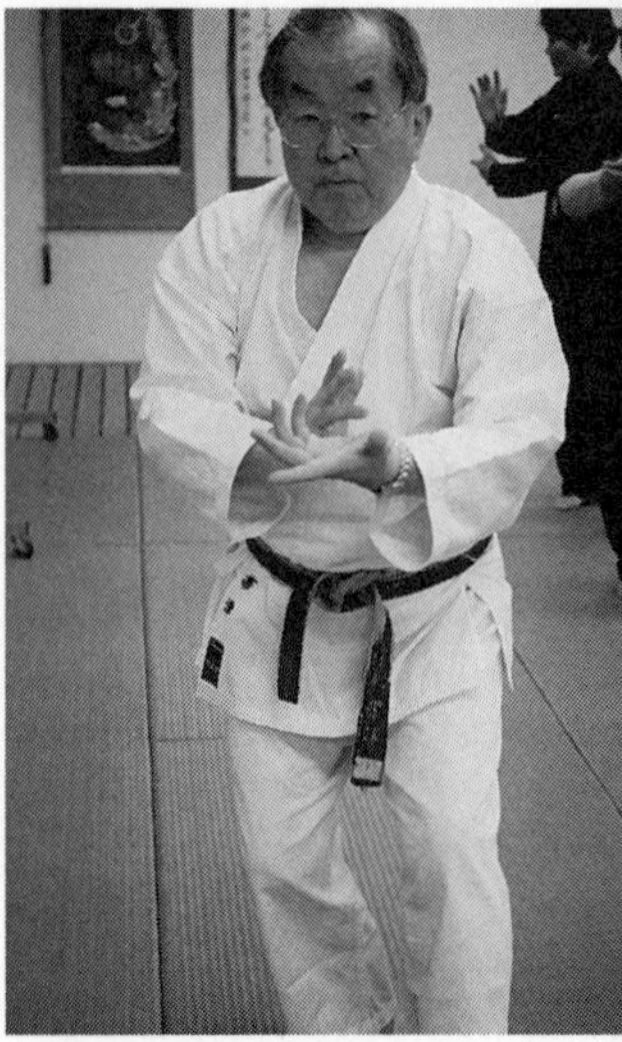

週に数回、自ら院内の健康道場で教える帯津良一先生。

出す方も効くぞ！　もらう方も効くぞ！　と信じる、それで飲むと、本来の効果の上にプラシーボ効果が上乗せになります。どうも西洋医学の中枢《ちゅうすう》にいる人は、そういうところに配慮してくれない。そんなもの効かないってすぐ言うものですから、効かないと思って飲んでいてはダメです。プラシーボ効果がへこんじゃいます。

ホメオパシーは最もホリスティック

ホメオパシーは、うちの病院で始めてもう3年になります。私自身はホメオパシーにそんなに関心があったわけではないのですが、4、5年前に出会ったときに、これほどホリスティックな医学はないなと思ったのです。これはどうしても代替療法の一つとしてやっていかなきゃいけないと決め勉強を始めたのです。勉強を始めたものの、まだ臨床で使うには早いと私は思っていたのですけど、患者さんに押し切られまして、私がホメオパシーを勉強しているのがわかったら、「私にもやって欲しい」ともう聞かないのです。来年からといったら、「そんなに待てない」と言って、しょうがないので始めました。もう3年になります。

もちろん、私自身はその間もずっと勉強しています。主としてスコットランド、グラスゴーのホメオパシーです。そこにすごい連中がそろっていまして、イギリスに「ファカルティー・オブ・ホメオパシー」という西洋医学の医者でホメオパシーをやる人が集まっている団体があります。その団体の有力メンバーがグラスゴーに多いのです、その団体にコンタクトして、何回かグラスゴーに通いました。一度行くと一週間、朝から晩までそこの研修室で勉強してくるのです。それこそ、いつまでやっても終わりがないのです。で、患者さんの反応はどうなっているかというと、非常に人気です。

これはもう人には言えないのですけど、一週間に私がホメオパシーのレメディー（ホメオパシーで用いる薬）を処方するのは100人くらいになります。100人というとですね、ホメオパシーの専門家に呆《あき》れられてしまうのです。一般には、患者にあったレメディーを処方するのに、問診《もんしん》をふくめ一人1時間はかかると言われているので、よくホメオパス（ホメオパシー医）からは、そんなのホメオパシーじゃないよって言われます。

やむを得ないのです。希望者が多くて。もちろん、試行錯誤《しこうさくご》しながら、いろいろ考えてやっておりますけれども——。ホメオパシーががんに効くか、これはもうさっきの漢方薬とか気功とかと同じですよ。一歩前進するものだと思えばいい。ホメオパシーも間違いなくエネルギー医学ですから。

レメディーを飲んで体が回復して、仕事に復帰をしているって人は結構いるのです。副作用がないので、レメディーを飲んでも悪くならない。グラスゴーの連中なんかは、ホメオパシーががんに効くかどうか、ということだけを大きな問題と考えていないのですね。がんを日本のように特別視していないのです。がんも多くの病気のうちの一つと思っているのです。そこの病院には、20人くらいのベッドがあるのですけど、いつも満員です。そのうちの8割ぐらいががんの人なのです。ホメオパスたちは、がんの人たちに処方しながらがん患者だけを特別視していないわけですね。それは私と同じ考え方です。それでも中には、特別にがんに対して一生懸命やっているホメオパスもいます。

たとえば、ギリシャのジョージ・ヴィソルカス氏という、クラシカル・ホメオパシーの第一人者がいますが、彼のところに、これは勉強というか、こういう神様みたいな人に一回会ってみてもいいかなって思って、行ったのです。

彼にがんについて聞きましたら、彼は「んー、がんは難しいね」ってひとこと言っただけですけれども、これが結構研究しているのです。もちろん成果を上げている部分もあれば、うまくいかない部分もあると思うのですけど——。がんの場合は、ホメオパシーの中

2000年5月に開校した「21世紀養生塾」をどんどん広めていきたいと語る帯津先生。

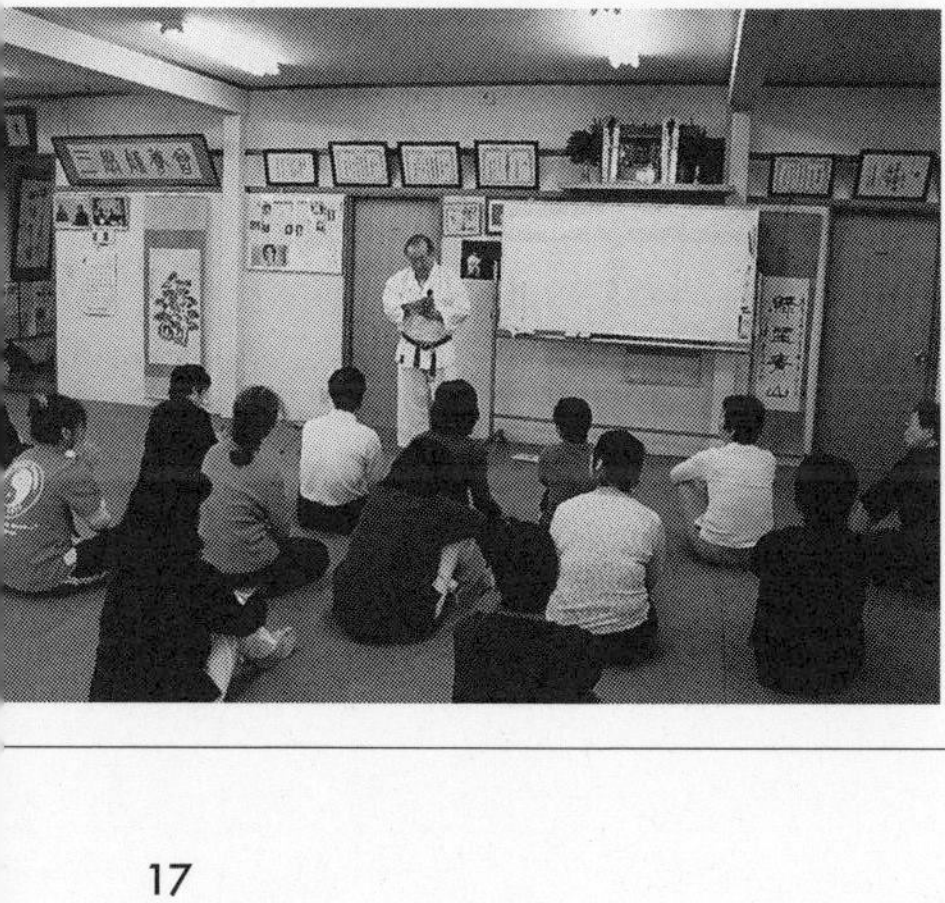

でも、特にがんの人に使うレメディーっていうのがあります。主にがんなら使っても間違いはないっていうのがカルシノーシンで、そのカルシノーシンというレメディーは、カルシノーマが由来で、このカルシノーマとはがん細胞です。私もこれをよく使います。

それから割合に汎用《はんよう》するものとしては、アルセニクム（ヒ素）です。それからシューヤという植物と、ソクラテスがこれで殺されたっていうコニューム（毒にんじん）です。

この3つがよく使われています。特にアルセニクムは使い道が多い、幅広くて、消化器系にもいい、呼吸器系にもいい、そして何よりも死に対する恐怖、病気が進行するのじゃないか、あるいは患者さんが抱いている先行きの不安を、取り除く作用があるのです。また、ヒ素といってもヒ素そのものじゃありませんから、ヒ素を徹底的に薄めた物質性のないものですから毒ではないわけです。

今日死ぬか、明日死ぬかという状態の人でも私は、死の直前まで希望を持ち続けるというのは大事だと思いますので、患者さんの苦痛を取るだけではなくて、治癒に向かう、前進できる方法を患者さんにする。それを患者さんが知ってくれると心の中に希望が出てくると思うのです。「医者が一生懸命、自分のためにこういうことをしている」と、患者さんがわかってくれる。そういうときにホメオパシーは非常にいいと思っているのです。

がんだからこれっていうのじゃなくて、その人の体質に合わせたレメディーを選ぶ、この方が難しくてやりがいがあります。レメディーの良さは、「小さい粒をしゃぶって口の中で溶かして口腔粘膜《こうくうねんまく》から吸収させればいい」というところです。患者さんにとって楽で、患者さんがどんな状態でも、腹が痛くても、ゲーゲー吐いていても、ホメオパシーですよって行くとニコッと笑ってすっと治るのです。これ以上、心身にやさしいのものはありません。

ホメオパシーでは、あっという間に効果を示すときがあります。たとえば、ゼロゼロとのどの辺に痰《たん》が溜《たま》って、かなり状態が悪い人、自分で吐き出す力がない人に、看護婦が鼻から管を入れて気管で吸入する。これでは患者さんが苦しいのです。でもご家族にしてみれば、そばで見ていてもかわいそうだし、吸引させるのもかわいそうだし、非常に迷うわけです。

そういう人にアンティモニウム・タルタリクムというホメオパシーのレメディーがあるのですけど、これが、劇的に効くのです。私も何回も経験しているのですけど、「これであなたのゼロゼロを取るから、なめてみて」っていうと喜んでなめるのです。人によって、また状況によって違いますけど、30分くらいするとスーッとゼロゼロがなくなってくる人もいます。

このように、ホメオパシーの使い道は非常にあります。希望がもてるようになる。多くの代替療法が、がん治療の現場にあるっていうことは、「戦術が枯渇《こかつ》しない」という良さがあるのです。よく西洋医学だけでやっている先生が「もうやるべきことはやりました。あなたにやれる治療法はございません。緩和ケア療法を紹介します」といわれて、私のところに患者さんがくるのです。その患者さんは「緩和《かんわ》ケアっていったって、ちゃんと私、今日も歩いてきました」「歩けるし、食事もふつうにできるし、痛み止めは飲んでいるけど、本を読んだりテレビを見たりできます。まだ緩和ケアは早いと思うので、先生、ここで緩和ケア以外にやれることはないでしょうか」って。その通りなのですよね。

要するに、治療法は西洋医学だけではないのです。代替療法は、これは科学的じゃないっていってみんないいますが、確かに科学的ではないのです。なぜかっていうと、心とかいのちに働きかける療法ですから。心やいのちがまだ科学的に完全に掌握《はあく》されていないので、そこに働きかける方法が科学的じゃないと非難されてもしょうがないのです。むしろ非難する方がおかしい。もともとそういうものなのだから。

もちろんエビデンス（科学的検証）の多い方が、再現性があるわけですが、だけど、エビデンスがないからといって捨てたものでもないのです。まだいのちのことを医学全体の中でそれほどわかってないのですから。わかっていないところはお手上げ、っていう対応ではしょうがないので、わかっていないところはある程度は予測とか直感とか使って、補っていく――。代替療法はそのためにあるようなものです。あれがだめならこれがあるということで、希望がつながるわけです。希望につながると、同じ治療法でも効果がでてきます。そこが大切なのです。

病を克服《こくふく》する家

私の病院に「病を克服《こくふく》する家」という二階建ての家の絵があります。

一番下に「心」の土台があって、その上の一階の部分が「食事」「気功」の部分、

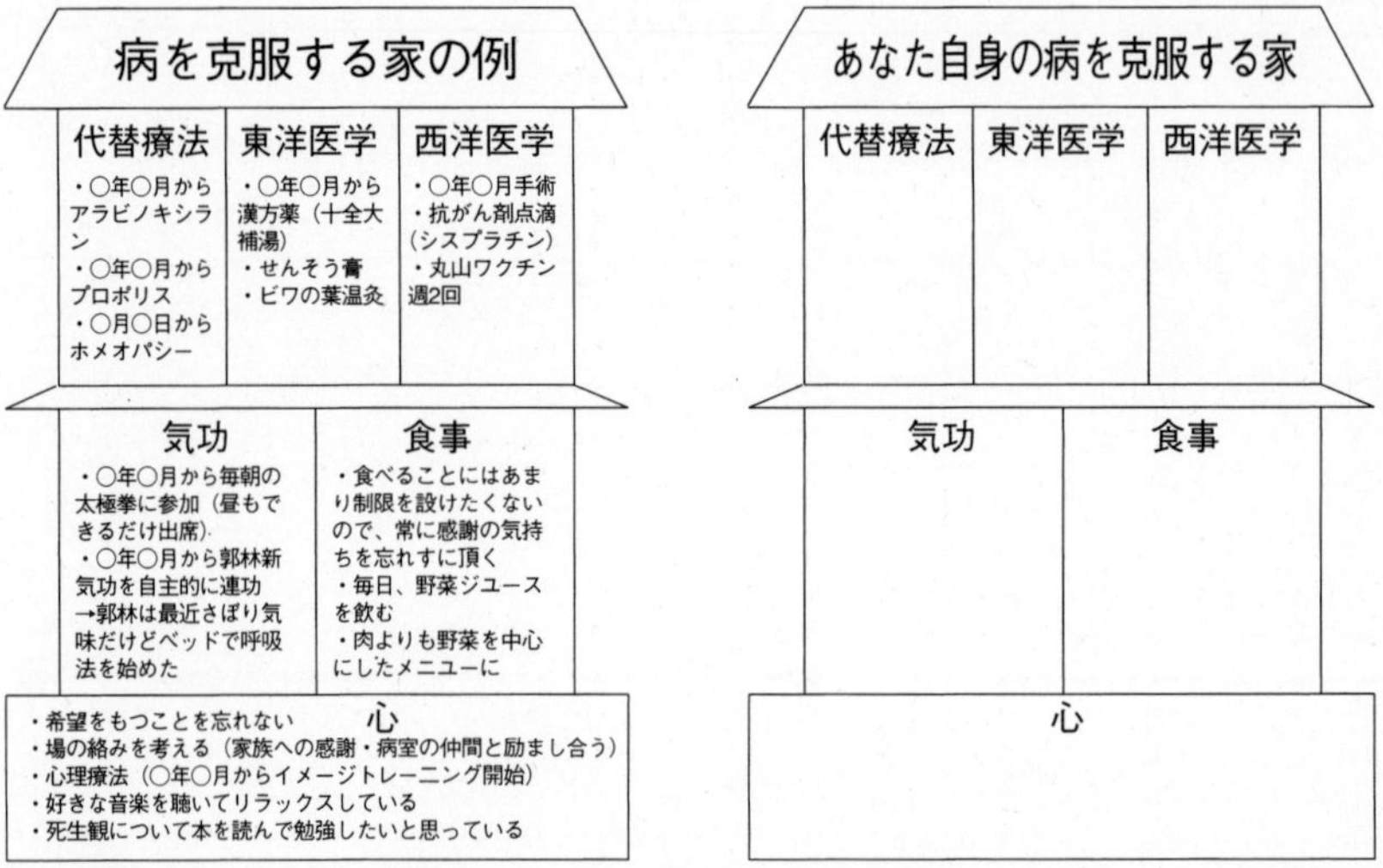

『病を克服する家』家というのは、土台があり、その上に一階、さらに二階を築いていきます。いきなり二階から作ることは出来ません。土台をしっかり築かなければ、その上にのせる一階や二階は倒れてしまいます。つまり土台をどれだけしっかり作るかが、いい家を造るための大きなポイントになってくるのです。あなたご自身の家を建ててみてください。

その上の二階が「西洋医学」、「東洋医学」、「代替療法」と並べてある。その絵の中に、土台から順に1階、2階へと患者さんたちが実際にやっていることを書き込んでいくわけです。

書き込んでいくとその家の中がにぎわってくる。家の中でにぎわいの少ないところは、まだ試していないことだから、そこを中心に新しい戦略に取り組む。するとまた、希望が出てくる――。

とにかく一歩でも二歩でも前進すること。今、世界のがん治療の傾向は、がん細胞を全滅させることではなくて、共生して行こうという考えになりつつあります。日本の「対がん10か年計画」でも、予防に力を入れ始めています。

今後も、がん治療の現場で代替療法の役割は、大きくなることはあっても小さくなることはないでしょう。科学的であるかないか、エビデンス（科学的検証）があるかないかについても、しっかり見つめながら広がってゆくでしょう。でも、ないからやめるのではなくて、検証は基礎研究の先生方に任せながら、臨床医はある程度直感を働かせて治療をしていく、そういうことになります。

21世紀養生塾とホリスティック医学

もう一つお伝えしたいことがあります。2000年5月より養生塾を開校しました。ホリスティック医学は人間まるごとみる医学ですから、生老病死全部を貫くものと私は考えています。ですから、相手は病というステージにある人だけを対象にするのではなく、病人でなくても生老病死全部ですから、当然、養生という考え方が大事になってきます。病気を治す以外に、21世紀の養生は、自らが日々勝ちとっていくもの。自分の人生を勝ちとっていく。治ったからこれでいい、という考えではないと私は思っています。21世紀養生塾は、半年を一期として毎期ごと50人の生徒さんを募集して、現在5期目の半ばで、もうじき3年目になります。

私は、この養生塾をどんどん広めてゆきたいのです。先日も、沖縄で開きたいという人と打ち合わせをしてきました。また、千葉でもやりたい人がでてきて、今度場所を見にいきます。これからも養生塾がだんだん広がっていくという手ごたえを感じています。

日を追って広がりを見せる代替療法は、やがて西洋医学といっしょになって、統合医学の時代を迎えることでしょう。そうなれば、ホリスティック医学が視野のうちに入ってきます。

私自身は、統合医療も代替医療も飛び越して、いきなりホリスティック医学へ入ったので、私の考え方は、まだまだわかりにくいでしょう。しかし、時代は動きはじめました。21世紀の医学は、まちがいなくホリスティック医学です。

（次号予定　予防こそ最良の知恵）

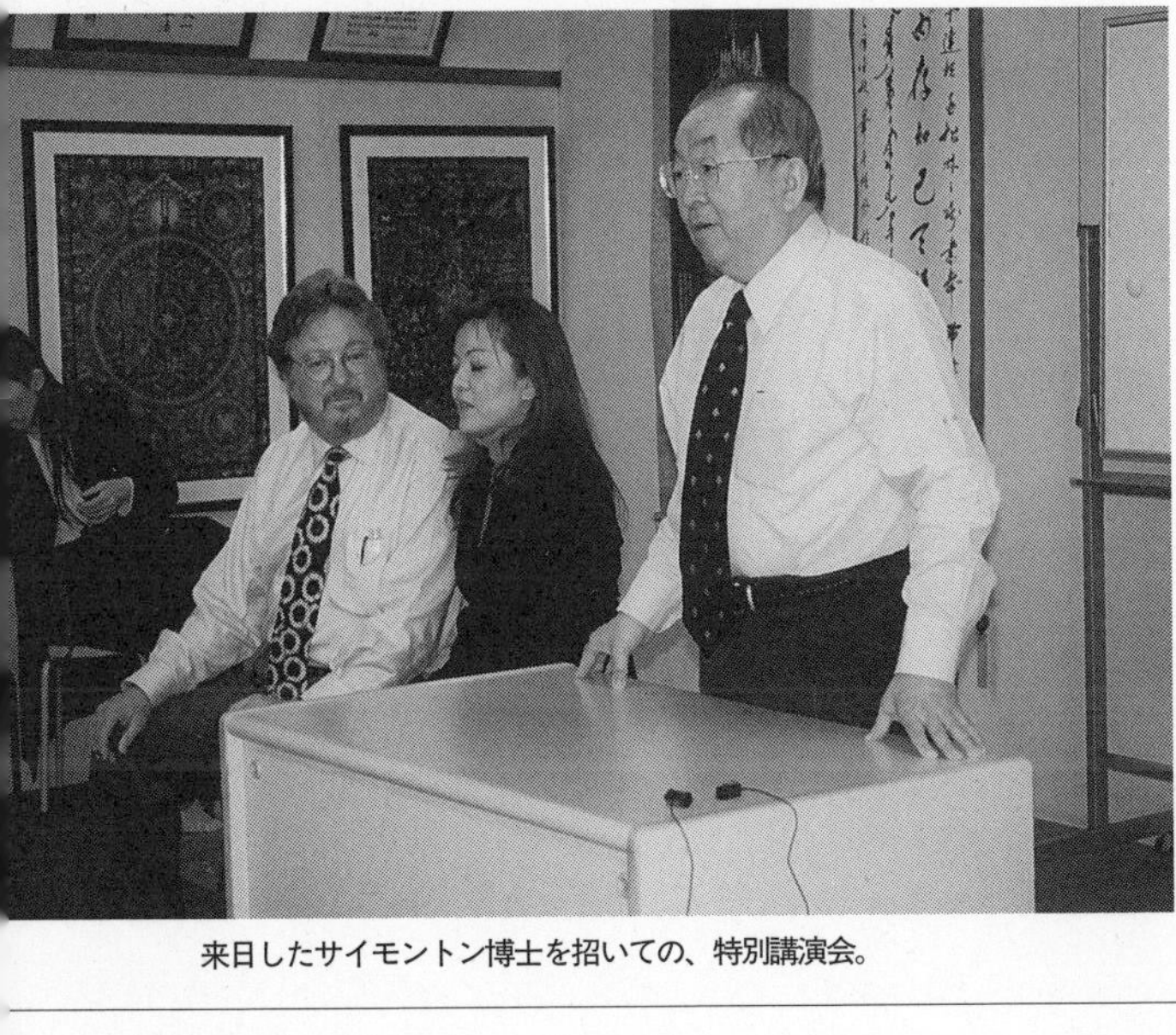

来日したサイモントン博士を招いての、特別講演会。

1 私が代替医療にかかわったわけ

今なぜ、代替医療（補完医療）なのか？

日本でもようやく「代替医療《だいたいいりょう》」という言葉が使われるようになってきました。代替医療とは、現代西洋医学以外のすべての治療法や健康法の総称で、具体的には中国医療、インド医療などの伝統医療、西洋医学に対抗して十九世紀に生まれた各種の自然医療体系、民間に伝承されてきた療法や健康法、サプリメント（健康補助食品）などが相当し、「補完《ほかん》医療」「相補《そうほ》代替《だいたい》医療」という呼び方もされていますが、これらも同じ代替医療の別称です。学術誌などでは、「補完（相補）代替医療」を意味する英語（complementary & alternative medicine）の頭文字から「CAM」という略称を使い始めています。名称が定まらないのは、代替医療が、今まさに日本に定着する途上にあるからです。

では、なぜ今、代替医療が必要になってきたのでしょうか？　その一つは、これまで万能だと思われてきた現代医学の限界がはっきりしてきたことです。緊急時の外科手術や急性疾患《しっかん》の対応には優れている現代医学にも、「急増する生活習慣病に対応しにくい」「医療コストが高い」「環境と人体を汚染する」などの弱点があります。その弱点をさまざまな方法で補ってくれるのが代替医療です。

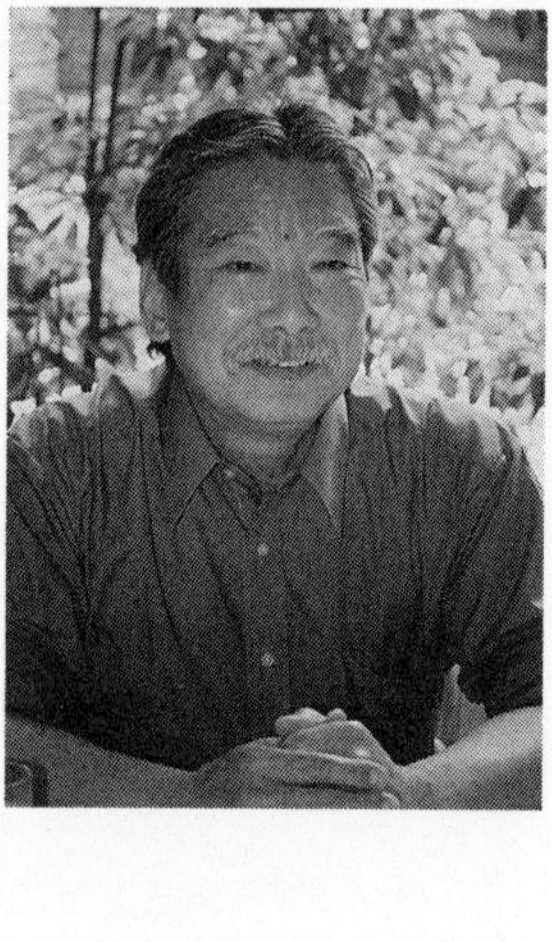

代《だい》替《たい》療法は、常に消費者の手にある

上野圭一（翻訳家・鍼灸師）

世界の代替医療の現状。また、日本で伝統的な医療に代わって近代西洋医学が日本の医療制度の中に取り入れられた歴史的背景。そして、その過程において生じたさまざまな問題点などを検証。私たちは代替医療をどのように捉え、この先どうつきあえばよいのだろうか。

うえの　けいいち
1941年生まれ。翻訳家・鍼灸師。早稲田大学卒業。総合健康研究所主宰。日本ホリスティック医学協会副会長。代替医療利用者ネットワーク副代表。消費者、市民性、エコロジー的視点など、幅広い視野での理論が鋭い。訳書に「癒す心、治す力」等多数。著書に「代替医療」等。（154頁参照）

代替医療には、
1 医療の選択肢を広げる
2 副作用が少なく安心して利用できる
3 患者の自己決定・自己選択・自己責任意識を高める
4 高齢者のケアにも利用しやすい
5 代替文化・代替文明の価値に気づく契機となる
6 自発的治癒の研究に寄与する
7 コストが安く、国民医療費の削減《さくげん》につながる
など、たくさんの利点があります。

オーガニック野菜と代替医療の共通点

たとえば、代替医療が一般に認知されつつあるプロセスは、有機農業・オーガニック野菜が異端から多くの人びとに支持を得るに至ったプロセスと共通の動きがあります。今日では、オーガニック食品専門宅配や自然食品専門店の店頭だけでなく、スーパーやデパートでもオーガニック食品が並べられ、家族の健康や環境保全を願う人なら誰もが買い求めることができる時代になっています。しかし、農業生産に農薬や化学肥料が大量に使われることにほとんどの消費者や生産者（農家）が何の疑問や危機感を抱いていなかった1960年代後半から1970年代前半にかけて、そうした農業や食のあり方に疑問を感じたひとにぎりの人たちが農薬、化学肥料に頼る近代農法に警鐘《けいしょう》を鳴らし、各地の良心的な生産者をはげまし、既存の流通システムの隙間《すきま》をぬうようにして意識ある消費者に安全な食品を届ける運動を始めました。

「オーガニック」（有機）とは、もともと「いのちのある」「いきものの」という意味の英語で、そこから転じて「有機農業による」「有機飼料による」という意味を持つようになった言葉です。オーガニック（有機）農産物がすぐれているのは、おいしいから、安全だから、健康によいからといった、人間にとって都合がよい理由ばかりでなく、持続的な方法によって生産されるからで、生態系のすべてにとって「いのちのある」状態の維持を保証しているからこそ、次世代への環境持続が可能なのです。

このオーガニックを広める有機農業運動は、生産者、流通・販売を担う運動家たちの熱意と、一部の賢い消費者の理解で徐々に拡大し、1980年代以降の環境問題への関心の高まり、食の安全・健康志向と相まって、今や専門のスーパーやレストランが誕生するまでになっています。

オーガニックの価値に気づき、効率一辺倒の社会のあり方に意義を申し立て、自ら持続可能なライフスタイルを体現しながらいのちに共鳴するネットワークを築いて、オー

ガニック野菜を市民の手に取り戻す運動を始めたのは、1960年代から1970年代にアメリカの対抗文化（カウンターカルチャー）を生きた人たちで、代替医療もまたその対抗文化の人たちによって新しい価値を見いだされて運動として広がり、社会に定着しつつあります。

代替医療を選ぶ権利と責任は、常に消費者（患者・利用者）の手の中にある

代替医療が認知される一方で、その本質を理解することなく安易に代替医療を取り入れる医師も増えているようです。また、代替医療に関心を持つ医療消費者（患者・利用者）の増加をビジネスチャンスとして利用しようという商魂や悪質なビジネスも目につきます。

確かに代替医療によって、医療の選択肢が増えることは望ましいと思います。しかし、まず、医療消費者自身が健康や病気や治癒に対する意識を変え、ライフスタイルをラジカルに変えていかないかぎり、国民医療費が毎年1兆円ずつ増え、30兆円を超えるという危機的な事態が大きく改善するとは思えません。医療費の支払先が現代医療の病院から代替医療の治療家に変わったとしても、自分は何もせずに専門家に「治してもらう」という受け身の態度が変わらないかぎり、生活習慣病の罹患率《りかんりつ》が下降するとは思えません。専門家である医療者と患者が対等の立場でパートナーシップを組み、専門家が提供する知識と技術の援助を得ながら、患者が生命力・自発的治癒力を高めて、自然に「治る」ような方向に自らの心身をコントロールしていく、これが医療の望ましいありかたです。また、現代医学のさまざまな治療法のオプション（選択肢）であれ、多種多様な代替療法であれ、それを選ぶ権利と責任は常に消費者の手の中にあるのです。

代替医療を歴史的にさかのぼっていくと、中国医学やインド医学などの伝統医療には数千年の歴史があります。その他のホメオパシーやオステオパシーにも200年からの歴史があり、シュタイナー医学にしてもおよそ80年の歴史があります。代替医療のほとんどが昔からあったものです。それがなぜ近代の医療の中で外辺医療（fringe medicine＝フリンジ・メディスン）という言い方で排除されてきたのでしょうか。それは、排除してきたことに疑問を持たなかったり、怪《あや》しまなかった私たち自身の問題でもあると思うのです。今でも、ある年齢以上の人の中には伝統医療や民間療法に対してかなりの偏見を持つ人が大勢います。その偏見はどこから生まれたのか、そこをよく見つめ直さなければいけないと思います。

鍼灸師が抱え込んだトラウマ——近代西洋医学に敗北

私自身は鍼灸師《しんきゅうし》ですが、鍼灸は近代化の歴史の中で何度か大きな波をかぶり、深い傷を負うなどトラウマ的精神的外傷を抱え込んでいます。その最初の傷を受けたのは、明治初期の医制発布のころです。鍼灸は伝統医療の一つとして、それまで1500年にわたって日本列島に住んでいた人たちの健康の維持・増進・病気治療に寄与してきました。ところが、ある日突然「医療行為をしなくてもよい」「これから医療行為をするなら、西洋医学を学んで医師の免許を取ってやりなさい」と言われたのです。実際にそこでは伝統医療と現代医学との間に相当な戦いがありましたが、最終的に伝統医学としての鍼灸は敗北したという傷があるのです。それが最初の大きなトラウマでした。

次に大きな山場としては第二次世界大戦敗北後のアメリカを中心とした、連合軍による占領時代（マッカーサー時代）で、かろうじて生き残っていた鍼灸を「人の体に鍼を刺したり、人の体を燃やす野蛮な医療である」として、そんな医療は即刻やめるべきだということで禁止になってしまいました。近代西洋医学一辺倒の時代に、（私の言い方を使えば）一元主義的な医療制度の中でそれまでかろうじて生き残っていた鍼灸がとどめをさされたのです。

技術革新の時代の中にあって、近代西洋医学の人たちが鍼灸などの古くから伝わる伝統医療・代替医療を軽視する気持ちはわかるのですが、一般の私たちもそれにつられて「古臭いもの」「迷信に近いもの」と思い込まされていたという歴史的な背景がまぎれもなくあります。私自身がその代表例でしたから、よくわかるのです。

アメリカに住んで、鍼灸師だった父が語ったことを初めて理解できた

実は、私の父親も鍼灸師でした。大学で中国語を教えながら、鍼灸学校で漢方概論を教えていました。つまり、中国語の原典がわかる人だったのです。そういう親に育てられながらも、学校では東洋的な価値観を一切教わらずに、アメリカナイズされた価値観の教育を受けました。そうすると、父親のライフスタイルや価値観に疑問を持ちながら育ち、子ども心にも非常に矛盾を感じました。父親に対して「ほとんど迷信に近いものをやっている怪しげなおやじ」という印象がありました。

その印象が解けてきたのはかなり大人になってからです。

20代の終わりに、オートバイに乗って事故を起こして強度のムチウチ症になってしまいました。大学病院に行って自分が信じていた西洋医学の治療を受けましたが、まったく治りませんでした。そこで仕方なく最後の選択として父親の鍼治療《はりちりょう》を受けたところ、いっぺんにすっきりと治りました。それは私にとって、大きなショックでした。

大学病院で何度も痛み止めの薬を飲んだり、牽引《けんいん》や理学療法を受けても治らなかったのに、「なぜ鍼治療で治ったのか？」この疑問に引っ張られて今日まで来ました。この鍼治療がきっかけとなって、私自身、最終的には鍼灸学校に入りました。いわゆる先祖帰りをしていくわけですが、その先祖帰りをしていくために私にとって必要だったのが、1970年代前半をアメリカで過ごしたときの体験でした。滞在していた場所はカリフォルニア州のバークレーです。時期的にも対抗文化（カウンターカルチャー）のピークをやや過ぎた1971年から1976年で、当時の新しいアメリカの文学、文化に直接触れ、その洗礼を受けて、父の言っていたこと、語ったことの意味、やってきたことが初めて理解できました。

そしてアメリカから帰ってきて鍼灸学校に行きました。ですから、代替医療といわれているものが、いかに屈折した歴史を経てきたものか、ということが自分でもよくわかるのです。それを理解しておくことが大事なことではないでしょうか。

医療に対する態度をあらためて問い直す時期に来ている

私たちの内なる問題として、「病気になる」「病気が治る」ということと、人間が抱く信念とはものすごく直接的に関係があり、その問題と代替医療の今日の問題とは実はダイレクトにつながっています。

代替医療や統合医療（代替医療と現代医学を統合する新しい分野）の研究・教育における指導者的存在として活躍するアンドルー・ワイル氏（現在アメリカのアリゾナ大学教授）は「新しい療法の草創期、初期の頃は効果があるのだけれど、時間がたつにつれて同じ方法、同じ治療法では効果がなくなってくる」と言っています。それは人間の特長、特質でもあります。たとえば、西洋医学が日本に入ってきた当初は強い治癒効果がありました。実際の効果にプラスしてオーラ効果ともいえる強い期待感、畏怖《いふ》感が治癒力の発現・発動及び促進に大いに役立ってきたと思います。

しかし、思わぬ事故が続いてオーラ効果が消えてしまうと、全く同じ治療をしているにもかかわらず治癒効果がなくなってしまうというのは医療が持つ魔術的な特色でもあり、人間側の内面、信念の問題でもあるのです。「人間がその医療に対して期待するものによって効果が大きく変わってくる」ということの裏付けになるデータの一つだと思います。

というわけで、今は代替医療に対する期待感が西洋医学に対する失望感の裏返しとして高まってきている時代だということが言えます。しかし、裏返しですから、代替医療に失望したらまた別のものにいくだろうということは目に見えています。むしろ、そういう外にあるものに期待して、そちらにすがっていく態度そのものを、問い直す時期に来ていると考えないと、これから永遠にアクションとリアクションをくり返すだけだと思うのです。そういう意味で、代替医療についての入門書（岩波書店刊『補完代替医療入門』と角川書店刊『代替医療』や徳間書店刊『いまなぜ代替医療なのか』）を書きました。

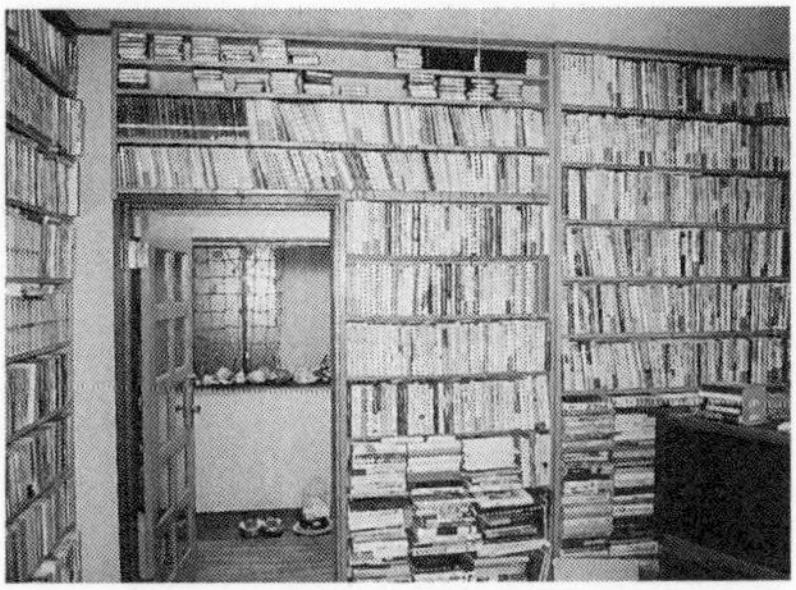
壁一面に隙間なく本がぎっしりと並ぶ、上野氏の書斎。

「生命力」をどこまで信じるか、それは信念の問題

私は、たとえば医療の世界で次に何が起ころうが「人間がやることは決まっているのだ」と認めてしまうことが重要だと思います。それは、生きるための最低の条件として呼吸、食べ物など一連のいくつかのファクターをどこまでその人なりにやり抜けるかという問題だと思います。そこをおざなりにして、次々と現れてくる新奇なものや珍奇《ちんき》なもの、自分の外なるものに期待し、依存してゆく生き方そのものを変える時期にきているのだと思いたいですね。

先程申し上げました通り、私の父親も鍼灸師で大学の教授でしたが、民間療法が好きで、誰に教わったのか知らないですが次々怪しげなものを家に持ち込んできました。私はそれがものすごく嫌で、うさんくさいとずっと思っていましたが、今となって、父親がさまざまな民間療法にのめり込む理由がよくわかりますし、自分もその傾向がなきにしもあらずです。でもそれはやはり果てしない道だと思います。どこかでその循環を立ち切らなければいけません。また断ち切るとしたら今しかないのです。

それは、単純に言って、生命力というものをどこまで信

じるのかという信念の問題に帰着すると思います。近代は、「生命力」の存在自体を認めない時代で、生気論《せいきろん》的な考え方を排除することによって成り立ってきました。「生命力というのは単なるお題目であって実体がない」というところからスタートしていると思います。

従って大学の医学部で「生命力」が論じられることもなければ、その生命力の発現の一側面である「自然治癒力」が論じられることもないというのが近代の特色です。

その意味で、今、日本に限らず欧米社会で、市民レベルで自然治癒力に対する関心が非常に高まって多くの人に論じられ、一部の先進的な研究者が研究を始めたという動きは、明らかに脱近代的な動きと見てよいと思います。さまざまな形で近代に対するオルタナティブ（代替方法、もう一つ別の）が出てきており、医療と健康の面で最も顕著に現れています。

2 代替医療、サスティナビリティとオルタナティブ

現代医学のオルタナティブとして提示されたホリスティックヘルス

今、ヨーロッパでは古代から継承されてきた、生命現象には物理・化学の法則だけでは説明できない独特な生命の原理があるという、いわゆる「生気論《せいきろん》」（バイタリズム）が復活しているのは明らかです。生気論に関する本も出版され、生気論の歴史をふりかえって、生気論が必ずしも歴史によって完全に葬《ほうむ》りさられたものではないのだということを、あらためて検証しようという動きがあります。

現象面としては、ありとあらゆる代替療法が出てきて、巨大なマーケットを形成しているということは、まさしく「自然治癒力」あるいは「生命力」に対する見直しの動きが起こっている証拠だと思います。まったく科学的に説明がつかないような方法が、代替医療といわれている療法の大半です。途中まで説明できるがその先はわからない、というようなものであるにもかかわらず莫大《ばくだい》なお金が投じられていますが、そこには人びとが最後にかけるものがあるのです。「科学で証明されなくても効けばよい」という、ある種の現実（リアル）感覚を持つ人が増えています。

代替医療とは、英語の「オルタナティブ・メディスン」を日本語に置き換えた言葉ですが、「オルタナティブ」とは、１９６０年代に大量採取・大量生産・大量消費・大量廃棄という非持続的なメカニズムに支えられて成り立つ現代文明を批判し、それに代わるべきエコロジカルで持続可能な、野性と共生できる文明を提起した対抗文化の人たちが提案・具体化させてきた、さまざまな代案に共通する思想で、ただ社会体制に反対し、破壊するだけでは何も生ま

れないという反省から、「アンチ」ではなく「カウンター」という、より創造的な代案（オルタナティブ）を提示するという考え方です。

医療・健康の分野では、現代医学や現代心理学に対するオルタナティブとして、ホリスティックヘルス運動やヒューマンポテンシャル（人間の潜在性回復）運動などが盛んになりました。「ホリスティック」は「全体論的な」という意味を持ち、日本でもポピュラーな言葉となってきましたが、ヘルスという言葉同様、「全体」を意味するギリシャ語の「ホロス」に由来しています。

人間はもともと、ボディ（身体性）・マインド（精神性）・スピリット（霊性）が渾然《こんぜん》一体となった存在であったはずですが、現代医学では霊性をまったく無視し、精神性を著しく軽視して、分子機械としてのボディだけを相手にしています。しかも、そのボディも全身にではなく、故障した部分（臓器）にだけ関心を向け、化学的（薬剤）、物理的（外科手術や放射線治療）介入に失敗したら部品を交換（臓器移植・人工臓器）することが治療だと考えています。そうした現状を批判し、現代医学が定義する「疾病《しっぺい》のない状態」「検査結果が正常値の範囲内にある状態」という狭量《きょうりょう》な健康観に対するオルタナティブとして提示されたのがホリスティックヘルスという概念です。また現代心理学のオルタナティブとして生まれ、人間の可能性を拡大するためのさまざまな試みを行ってきたのがヒューマンポテンシャル運動です。

やがてホリスティックヘルス運動やヒューマンポテンシャル運動のなかから対抗文化的な背景を持った医師たちによって「ホリスティック医学」という概念が生まれました。ボディ・マインド・スピリットの有機的複合体としての人間を、その環境をも含めて、丸ごと診察の対象として、患者の持っている自発的な治癒力を最大限に高めることを治療のねらいとする医学です。

１９８０年代に入ると、ホリスティック医学の世界でも、現代医学以外のすべての療法・健康法を代替医療という言葉で総称する人が増えてきました。アメリカで初めて社会的に代替医療という枠組みができました。そのころイギリスでは、同じもの（代替医療）が「補完医療」と呼ばれていましたが、イギリスでも急進的な人は「補完」よりも「代替」という言葉を好み、アメリカでも穏健《おんけん》な人たちは「代替」よりも「補完」を好むという傾向がありました。

こうして、現代医学以外のさまざまな療法・健康法を再評価して、代替医療（あるいは補完医療）と名付けて市民にアクセス可能なものにしようという運動はアメリカから始まって、たちまちヨーロッパ先進国に広がりました。

政府が代替医療の普及を支援するアメリカ

国の代替医療の枠組みは、国によって医療制度が違いますので、見かけ上はそれぞれ特長があります。アメリカでは、NIH（国立保健研究所）に創設されたOAM（代替医療調査室）が1993年から活動を開始していますが、1999年にはNCCAM（補完代替医療センター）に昇格し、国立がんセンターなどと同格の大きな組織になり、当初200万ドルだった予算もおよそ1億ドル（約120億円、2002年）に達するほど成長しています。アメリカの連邦政府が代替医療を認知し、研究や普及を推進している主な理由は医療費の削減です。

アメリカでは国民医療費がGDPの15％を占め、医療費の削減は国家運営を左右する重要な課題となっています。そのため、ハイテクを駆使《くし》したコストのかかる先端医療を推進するだけでなく、コストがあまりかからない代替医療を普及させることで予防医学的な効果をねらい、医療そのものの仕組みを根本的に変えようとしているのです。

代替医療にかかった医療費を償還《しょうかん》する保険会社も増え、その対象となる療法の種類も年々増加しています。アメリカの場合は公的保険がきわめて薄いですから、弱者とか高齢者を除いては、日本の民間の自動車保険と同じ感覚です。自動車保険では事故の場合の保証、家族の人数、どのような契約をするのかなどがけっこう細かく規定されていますが、アメリカの医療保険も同じように、もし病気になったとき、どういう治療を受けた場合に医療費が償還され、どんな治療を受けたときには償還されないかなど、かなり細かく規定されています。その中で、代替医療を使った場合に償還されるケースが、このところものすごく増えてきています。

アメリカ生命保険協議会は、1980年代に「今後50年以内にオステオパシー（骨調整療法）、ホメオパシー（同種療法）、マッサージ療法、鍼《はり》療法をはじめとする東洋の伝統医療の治療家たちが、現代医学の医師とほぼ同程度の地位と収入を手にすることになるだろう」と予測する報告書を発表しているほど、代替医療の可能性を高く評価していました。

12～13年くらい前に、代替医療専門の小さな保険会社ができ「代替医療にも医療保険ができた」と言っているうちに大企業も参入して、今ではどこでもやっています。当然のことながら消費者のニーズがそうさせているわけですが、一方、保険会社も代替医療を積極的に利用している人の方が結果的に健康度が高い、あるいは長生きしそうだなど、保険ビジネス上のメリットがあると踏んだ上で取り組んでいます。それを政府も推奨し、特定の代替医療に保険を適用させ、治療費を償還させるべく、保険会社の指導をしている州の数も増えています。

また、各大学の医学校でもCAM（補完代替医療）の研究と教育が始まっています。スタンフォード、ハーバード、エール、カリフォルニア、アリゾナなど、一流といわれる医学校のほとんどにCAMの研究所ができています。アリゾナ大学では前出のアンドルー・ワイル教授などが中心となって、現代医学の利点とCAMの利点とを統合する「統合医療」という新しい医学の分野をつくり、医師の再教育やCAMの臨床研究を行っています。

代替医療を積極的に取り入れ、統合医療へと向かうイギリス

イギリスで最も評価すべき点は「地域の健康」という考え方を重視していることです。つまり、ゼネラル・プラクティショナー（GP）という、総合的な診療をする家庭医ともいうべき医師が地域に必ずいて、このGPが、自分が開業している地域の人びとの健康に責任を持つという体制になっています。

市民は病気になったら、とりあえずGPのところへ行って診察を受け、GPの推薦で病院へ治療を受けに行くというシステムになっているのです。病気になった人がいきなり病院へ行くというケースも例外的にはありますが、一般的にはありません。それだけにGPの責任は大きいものがあります。なんでもかんでも「大病院へ行けばよいだろう」という日本のシステムと比べると非常に合理化されています。

基本的な考え方・哲学として、GPは自分が開業している受け持ち地域では病人ができるだけ発生しないほうがよく、病人が発生しない地域のGPは評価されるという考え方がベースにあります。ところが病人が発生しないとGPは医師としてビジネスにならず生活していけないという問題が出てきますが、それを政府が保証していくという制度です。このGPの制度が理想的に展開しているとは思いませんが、一応制度としては機能しています。しかもここ15年くらいの間に、GPに代替医療的な療法がかなり浸透してきています。これも一つの大きな変化です。

イギリスでは、チャールズ皇太子の支援のもとに国をあげて補完医療の充実を始めています。たとえば、手かざし療法の一つであるスピリチュアル・ヒーリングなどの補完

医療を公的医療保険の対象に指定し、医師と補完療法の治療家が協力して患者の治療にあたる「ドクター・ヒーラー・ネットワーク」の制度をつくるなど、補完医療を以前よりも増して評価して積極的に取り入れ、統合医療の方向に進もうとしています。2003年秋には、チャールズ皇太子が総裁を務めるイギリス国立統合医療病院ができます。そこにはもちろん先端医療も入っていますが、各種の補完医療（代替医療）も積極的に取り入れられます。国の方針として統合医療5か年計画という条例ができ、病院での医療行為が近代医学ではなく統合医療へと向かっているのがはっきりしています。

医療の多元主義が世界で一番実現しているドイツ

ヨーロッパでは、対抗文化を背景に持つ「緑の党」が活躍しているドイツ、ベルギー、オーストリアなどがオルタナティブに対する意識が高く、現代医学以外のさまざまな療法（代替医療）がポピュラーになっています。私の見たかぎりでは、世界で一番医療の多元主義を実現している国はドイツだと思います。ドイツは伝統的に近代西洋医学のみに頼らず、代替医療をバランスよく取り入れて来ました。

ただ、負の遺産としてヒットラーが代替医療、生命力の信仰者であったといわれ、生命力や自然治癒力の考え方がナチスの宣伝に利用されたというような経緯があり、用心しなくてはいけないと考える人たちが相当数いるくらいに代替医療が盛んです。伝統的に代替医療がメジャーであって、逆に「代替」とはいえなかったのです。いずれにしても多様な価値を認めていくという、民主主義の根本的な原理が比較的に穏やかに維持されてきた代表的な国です。

今日、ドイツでは緑の党が連立内閣の一角を占めており、ホメオパシー、オステオパシー、シュタイナー医学など現代医学以外のさまざまな療法が「代替医療」あるいは「自然医療」と呼ばれ、現代医学による医療行為を行う医師とは別に、各種の代替医療を専門に行う、「ハイルプラクティカー」（健康士）という公的な資格（制度）をつくって両者の棲《す》み分けを可能にしています。

ドイツの多元主義を学んで来なかった明治時代の留学生

ところで、明治時代に西洋医学を採用していこうという日本政府の方針から、優秀な学生や研究者がドイツに派遣されました。その中に破傷風菌《はしょうふうきん》の純粋培養や血清《けっせい》療法、結

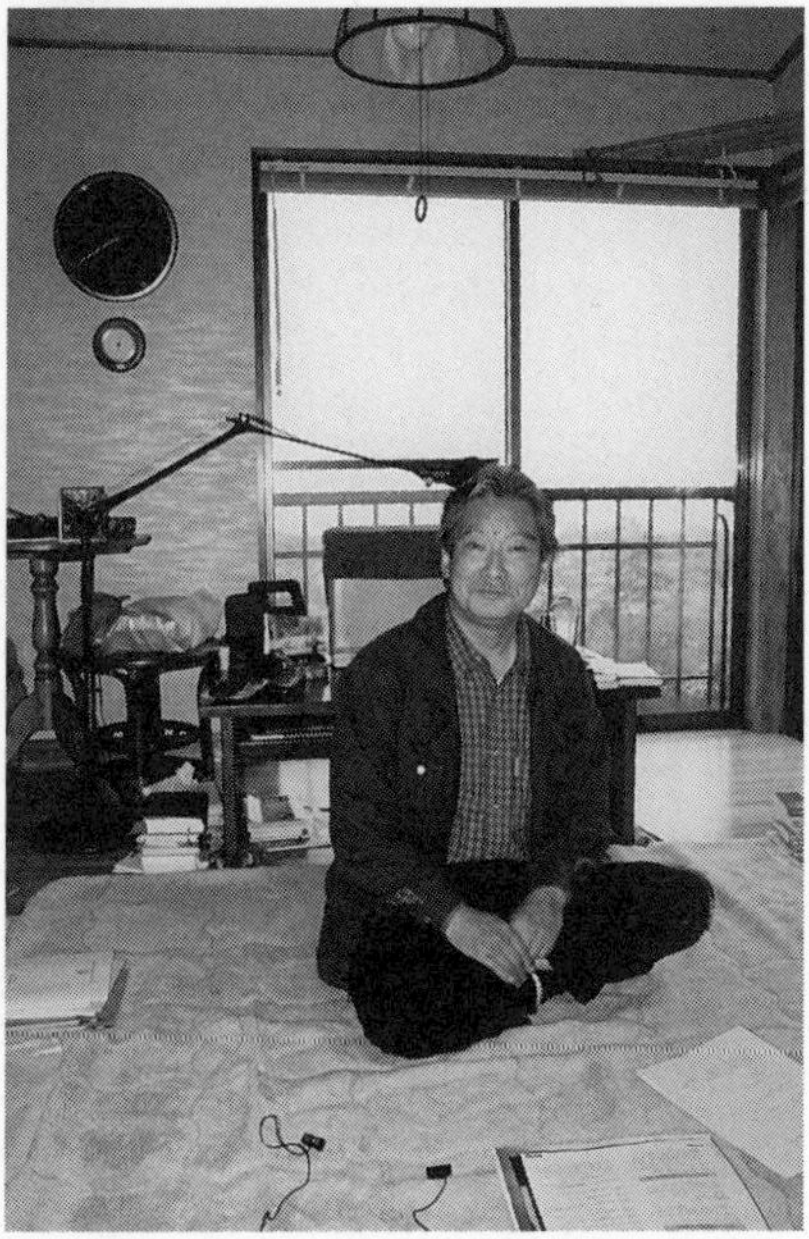

核治療で知られる北里柴三郎や、作家としても有名な森鷗《おう》外《がい》などがいましたが、彼らが科学的・機械的な近代医学や衛生学、細菌学を吸収するだけではなく、ドイツ人の健康に対する考え方やドイツにおける医療制度の多元性などに目を配り、多様な情報を持ち帰ってくれたら、日本の医療の方向もずいぶん違っていたと思います。

私もドイツに行くまでは気がつかなかったのですが、北里柴三郎、森鷗外がドイツに派遣された時代のドイツの医療状況を調べたところ、そのころは今よりももっとホメオパシーが盛んでしたし、その他のさまざまな民間的な医療や伝統的な医療が並存していて非常に選択枝の豊かな社会だったようです。彼らが学んできた報告の中には残念ながらホメオパシーの「ホ」の字もありませんでした。

北里柴三郎にしても、コッホから細菌学を学んだのはよかったのですが、当時コッホと対立していた衛生学者には生命力に対する信仰心の厚い人たちがおり、そういう人たちから学ぼうとしなかったのは残念だったと思います。これらの学者の中に、ペッテンコッフェルという頑固な医者がいて、かなり濃度の高いコレラ菌の入った飲み物を、学者を集めてみんなの前で飲んで見せましたが、コレラに罹《かか》らなかったという話が伝わっています。「信念があれば免疫力を高める」と精神神経免疫学ではいわれていますが、彼らは当時、すでにそれをやってみせたのです。

北里柴三郎や森鷗外が、「なぜ、コレラ菌を大量に飲んでも発病しないのか?」という重大な問題が当時ドイツで論じられていたにもかかわらず、「コレラ菌が体内に入れば発病する」という、非常に機械論的な医学だけを学んできたことが残念です。

コレラという病気はコレラ菌が原因ですが、ペッテンコッフェルは「コレラ菌が体の中に入ったからといってコレラになるものではない」という重要な理論を自らの人体実験で出したのです。コッホは、自ら人体実験をするだけの度量がなかったと思うのです。やっぱりコレラ菌が怖《こわ》かったのでしょう。「コレラが怖いと思えば、コレラが発病しやすくなる、(罹《かか》りやすくなる)」という、代替医療的な認識がその時代のドイツにはありましたが、それはいまだ十分に日本に伝わっていない文化だという気がします。

他のヨーロッパの国では、フランスもドイツと同じように代替医療がたくさんあるようです。ただ、伝統的にデカルト(フランスの哲学者、近代哲学の祖)の国ですから現代西洋医学が非常に強く、現代医学の医師の免許を持った人が代替医療も行います。どちらかというと日本と似ています。

とはいえ自然療法の伝統、ホメオパシー的な療法、薬草療法などが盛んで、現代西洋医学の一点ばりの国ではないことは確かです。日本以上に多様な代替医療がありますが、ドイツやオランダ、イギリスに比べるとやや保守的で、ヨーロッパの中では現代西洋医学の医者が強い国と、私は理解しています。

オルタナティブの理解を妨げる日本特有の奇妙な事情

代替医療は、いまや欧米各国に定着しています。一方、日本も市民レベル、消費者レベルではそんなに大差はなく、定着しつつあると思います。ただ、日本では、今欧米に定着している代替医療とはそもそも何なのかという、その本質の理解の妨《さまた》げになるような、この国特有の障壁がいくつか存在しています。

その障壁の一つが「代替」という言葉にあります。日本では、「オルタナティブ」を「代替」という言葉で言い表していますが、英語の「オルタナティブ」と日本語の「代替」との間には、かなりの温度差があります。

日本語の「代替」という言葉は、たとえば定期バスが運行不能になったときに走らせる「代替バス」や、絹に代わる「代替財」であるナイロンのように、「その場しのぎの」「質の劣った」という否定的なニュアンスがともなう言葉として理解されてきています。そのため、代替医療にかかわりのある人たちほど、「私たちは代替ではない」と、不快感を持っているようです。

「オルタナティブ」は前述のように、欧米の対抗文化のなかから生まれた、いわば現代思想の一つであり、旧来の人間の意識や生き方、社会の仕組みに対して「エコロジカルな」「持続可能な」生き方や社会のあり方を代案提示するという新しい意味が付与されています。「オルタナティブ」が日本語の「代替」という言葉で訳されるときに、「オルタナティブ」という言葉に含まれているその「新しい意味」を理解しておかないと、旧来の「代替」という日本語が持っている、ややネガティブとも思える意味で解釈されることになり、本来の「オルタナティブ」の持つポジティブな新しい価値のある意味との間にズレができてしまいます。それが大きな障壁になります。そのズレを修正しないで「代替医療」という言葉が使われるときに、多くの日本人が欧米の代替医療の本質をつかみ損《そこ》ねてしまうのです。

日本でも1960年代末に、一部の若者たちによる対抗文化的な運動が生まれましたが、1970年代以降、ごく少数の例外を除いて、大半が消費文化の波に飲み込まれていきました。その結果、「オルタナティブ」と「代替」との間にあった言葉の本質的温度差を埋《う》めることができなかったのだと思います。日本の若者の大多数は、「代替社会」「代替文明」への明確なビジョンを持ちえないまま現状肯定に流れ、「代替」に新しい意味を付与することができなかったのです。そのため1970年以降の国際基準にキャッチアップできないままでいるのではないかと思われます。

そのズレを裏付ける事例として典型的な例が「代替エネルギー」です。化石燃料や原子力に代わる持続可能なエネルギーとしての代替エネルギーは、日本では今、「自然エネルギー」「新エネルギー」「クリーンエネルギー」などと呼ばれています。そして、電力会社が原子力を「クリーンエネルギー」として宣伝するという、日本でしか通用しない誤った政治的な動きさえ目につきます。

最も深刻な障壁は、日本の医療制度そのもの

日本で代替医療の本質の理解を妨げている最も深刻な障壁は、日本の医療制度そのものに存在しています。たとえば、欧米で代替医療の重要な柱の一つに数えられている中国伝統医療（東洋医学）は、漢方として、日本で1000年以上の歴史を持つなじみ深いものですが、この中国医療に使われる漢方薬（湯液）を処方する資格が現代医学の医師にしか与えられていないという奇妙な事情が日本にはあります。

鍼灸や指圧などは国家資格を持った専門家がいるのに対して、東洋医学の中心的療法である漢方薬は、法律によって現代西洋医学や薬学を修めた人でなければ処方することができない仕組みになっているのです。本来なら、現代西洋医学専門の大学があるのと同じように、東洋医学専門の大学があり、そこで学んで資格を持った人が処方するのが望ましいのはいうまでもありません。

現在の欧米に代替医療が定着し、医療の選択肢が飛躍的

に多様化した背景には、国民の医療選択の自由を保障する「医療の多元主義」という思想が根づいています。国の医療システムは一つだけではなく、数多くの異なった医療システムが併存し、医療消費者（患者・利用者）が必要に応じて自由に選択できる環境でなければならないという思想です。人間がボディ（身体性）・マインド（精神性）・スピリット（霊性）という3つの側面によって成り立っているとすれば、その3つの側面すべてに対する癒《いや》し、もしくは救済が必要とされることはいうまでもありません。

医療の多元主義はその意味で、「宗教の多元主義」と並んで、民主国家に不可欠な条件にあげられてしかるべき原理の一つなのです。

日本は明治7年の医制発布以来、医療の一元主義国家であり続けてきたという、きわめて特殊な歴史を持っています。かろうじて鍼灸・指圧・あんま・マッサージ・柔道整復だけは例外的に国の法体系に組み込まれていますが、それとて「医療類似行為」という、当事者にとっては屈辱的であり、客観的にみても明らかな差別意識にもとづく規定によって限定的に認知されているにすぎません。これら「医療類似行為」をする人は診察する権利も投薬する権利も与えられず、その権利はもっぱら明治時代、ドイツを中心に輸入された現代医学の医師が専有しています。基本的には同一の原理にもとづいている漢方薬と鍼灸のうち、漢方薬はまったく異なる原理を信奉する現代医学の医師が処方し、鍼灸は鍼灸師が施術するという奇妙な仕組みが生まれ、医療消費者を当惑させているのです。

拡大する代替医療マーケットの落とし穴

日本では、代替医療という枠組みがまだ社会的な認知を受けていないにもかかわらず、実質的に「代替医療マーケット」と呼ばれる大きな市場が形成されています。鍼灸・指圧などの「医療類似行為」の施術をはじめ、法律の規制を受けないカイロプラクティック、各種療術、各種整体、アロマテラピー、リフレクソロジー（足裏療法）など各種民間療法ばかりでなく、サプリメント（健康補助食品）やハーブ類を含む健康食品、フィットネスクラブ、ヘルススパ、健康器具をはじめとするグッズ類などを対象にして調査すれば、恐らく何兆円というマーケットが生まれているはずです。その理由はいうまでもなく、医療の選択肢拡大に対する医療消費者の市民的ニーズにあります。

しかし、ニーズのあるところにマーケットが生まれ、ニーズの拡大とともにマーケットは拡大しますが、マーケット（医療・健康ビジネス）の戦略（宣伝）が消費者のニーズをつくり出すこともまた事実です。まだ社会的に代替医療の枠組みができていない日本では、マーケットを健全に育成するための行政の公正な指導や規制もなく、一種の野放し状態にあります。それだけに、有機農産物の成長期に存在したような、代替医療の本質を理解した賢い消費者（市民）が増えないかぎり、事態がますます混乱していくことは避けられそうもありません。

日本の代替医療は欧米に比べると、目覚めた消費者のパワーに押されて社会的な認知が進むというよりも、一部の業界と学会が先行して旗を振りはじめるという、きわめて特異な形で枠組みがスタートしています。旗を振っている学会や業界のリーダーたちは対抗文化的な本質的背景を持たず、それぞれが自分の属する企業やグループの利益を代表するなど、日本特有のお家事情によって代替医療に可能性を見いだした人たちがほとんどです。したがって「代替社会」「代替文明」というビジョンそのものが希薄で、「代替文明の一翼としての代替医療」という認識が共有されているわけではありません。「名を捨てて実をとる」という明治以来のお家芸が、ここでも発揮されているような気がしてなりません。

日本ももうこのへんで、お家の事情やお家芸といったローカルな嗜好《しこう》の枠《わく》を取り外して、「地球的」という言葉の、真の意味でのグローバルな発想に転換し、持続可能な文明というビジョンを世界の多数の人たちと共有する時期にきているのではないでしょうか。

市民運動の原点、アメリカのローカル優先主義

アメリカでは、イラク戦争に対してニューヨーク市議会が反対決議を出しました。私がアメリカに滞在していた頃はちょうどベトナム戦争の真っ最中で、滞在地のバークレー市議会は連邦政府（合衆国）が戦争をしているにもかかわらず、反戦のメッセージを出すだけではなく、パリの和平会談に「バークレーは反戦、非戦だ」と表明して市会議員を送りました。日本ではそんなことをしたら大変な非国民になると思いますが、当時私は「これが民主主義だ」という事実を如実に体験しまし

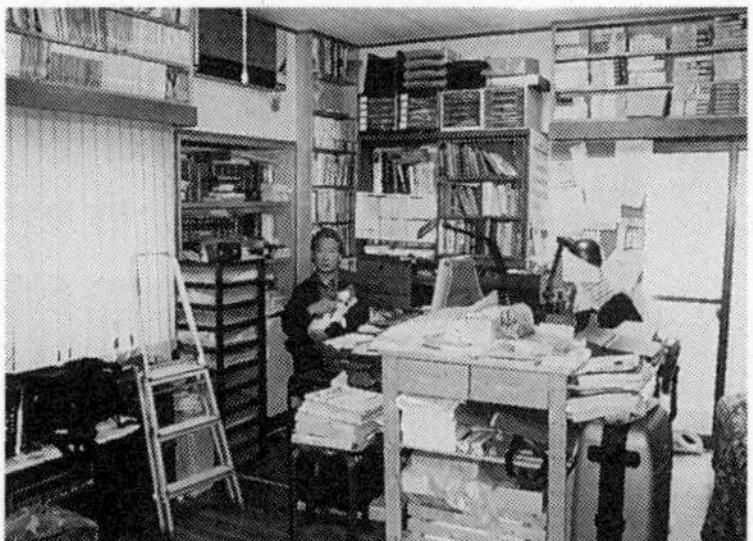

都会を離れ自然の中でホリスティックな生活を実践している上野氏。

た。

アメリカでは住所の表記をみてもローカルが先です。ローカルが先で州、国とだんだん単位が大きくなります。日本は国、県などの単位が大きい方が先です。私は、このローカルが先であるということが市民運動の原点だと思います。「シンクグローバリー、アクトローカリー」（地球的に考え、地域的に活動せよ）です。一見、たいした意味がないように見えますが、ものを見る目、どういう順番でものを見るかということを判断する力というのは重要です。

ラジオやテレビでも、アメリカでは最初にローカルニュースを伝え、最後に大きなニュース流すことが普通になっていますが、日本の場合は、いきなり世界のニュースが流れ、そして全国的なニュースがきて、そのあとにローカルニュースがちょこっと登場するというように、考え方に大きな違いがあります。私たちがまず知りたいのは、自分が生活している半径数百メートルの世界であるはずです。日本の市民は、まだその民主主義の原点に気づいていません。その差が大きいのです。

代替医療イチロー論

医療でも同じだと思います。埼玉県の川越市で1982年から、日本で初めて代替医療を含めたホリスティック医療を実践している、帯津三敬病院、名誉院長の帯津先生は、「現代医学は常にホームランを狙う医療だけど、代替医療はイチローだ」と言っています。「代替医療イチロー論」です。代替医療は、派手な一発で劇的に治すことを狙っているのではなく、まず確実に塁に出ることの積み重ねが大事であって、その木目《きめ》の細やかさが現代医学にはできない技だといいます。劇的なホームランを狙う現代医学と、まず塁に出る代替医療と両方が必要だということを、松井選手とイチロー選手を使って説明しています。

日本で代替医療の本質が理解されるにはまだまだ時間はかかると思います。しかし、ゆるやかですが確実に変わってきているということを肌で感じています。特に、世代が若くなるにつれて価値観が変わっていると感じられます。

インターネットの普及と代替医療

アメリカではインターネットの普及が、代替療法をメジャーにするきっかけになっています。ヨーロッパでも同様です。代替医療運動が欧米で始まった頃にはインターネットはありませんでしたが、インターネットの登場によって弾《はず》みがつきました。

ただ、アメリカではインターネットができる前からミニコミ、アンダーグランドペーパー（アングラ新聞）、インディペンデント・ラジオステーション（独立ラジオ局）などが盛んで、自分たちの志を市民レベルのメディアをもって発信し、交流していく対抗文化（カウンターカルチャー）のパワーは本当にすごいものがありました。それが結局はインターネットを、いち早く使いこなしていく素地をつくったことはまちがいないと思います。インターネットの普及によって日本でも代替医療が、以前より増して広がっていくのではないでしょうか。

3 次号に向けて 食の問題、環境に適応できる生命力の必要性

代替医療の中にも、食にかかわる療法がたくさんあります。食事療法は千差万別で、いろんなセオリーがありますが、そのセオリー以前の、生命力や自然治癒力の土台を作っていくという意味において、たとえば、子どもが小さいころから大事に育てられて、添加物が入ったものは一切口にさせないというように育てられることに対しては、非常に危ういものを感じます。まだ歴史上でも、科学的にも検証されたことがないかもしれないのですが、その生命力、免疫力、治癒力といわれている力の中に、どこまで人間が作り出した化学合成物質などを受けいれる素地があるのかは、誰にもわからないことです。その限界、許容範囲は個人差、年齢などによっても違うでしょうから、一概には言えませんが、相当程度、対応力があると私は見ています。

また、ケガをしないように育てていくと、その子は多分弱くなります。ふだんの生活の中で、皮膚を擦《す》りむいたり、切ったり、骨折したりしながら、「自分が生きていく環境とはこういうものなのだ」ということを体に教え込んでいくことによって初めて、その環境に適応できるだけの生命力、体力、精神力が培《つちか》われるのだと思います。

ワイル氏の「医食同源」が参考になる

食べものに関して私がよりどころとしている考え方は、アンドルー・ワイル氏の理論です。アンドルー・ワイル氏は時代によって、次から次に新しい発見があってその理論が変わっていくことを正直に認め、ワイル氏自身もかつて主張した理論を正直に訂正しています。前はこう言ったけれど今はこう考えていると、自分が主張した理論をアップデート（最新化）しているところが信頼できるのです。

たとえば、サプリメントの摂取方法や服用量などはいつも変わっています。また必要な栄養素なども、最新の栄養

学では改訂されていますが、ワイル氏の情報を聞いておけばほぼ大丈夫です。差異があるとすれば、彼がアリゾナという砂漠地帯に住んでいることで、その点を考慮して日本の気候に合わせて考えれば間違うことはないと思います。ワイル氏の食についての書物では、『医食同源』（上野圭一訳・角川書店刊）が参考になります。（154頁参照）

自然治癒力と免疫力は違う

よく「自然治癒力」と「免疫力」を同じだと考えている人がいます。医療の専門家である医者でも自然治癒力と免疫力を混同している人が大勢います。自然治癒力と免疫力とは、あきらかに違うレベルの話です。

それはなぜかというと、免疫力は学問になっており、医者ならたいがい免疫についての知識がありますが、自然治癒力については本気で考えたことがないからです。まだ「自然治癒力」という医学用語が日本にはなく、「治癒学」という学問も誕生してまもない、これからの分野です。そのため、自然治癒力にきちんと目を配っている人が日本にはほとんどいないことから混同が起こっているのです。

人間の身体のシステムには免疫系、神経系、内分泌系、消化器系などがあり、それらが統合されて治癒系（ヒーリングシステム）という系をなしています。治癒系はいわば人間の体のシステムで最も上位のもので、そこがとても大事な点です。治癒系は近代医学が最後に到達すべき研究対象になっています。しかし、それでは本末転倒です。本来は治癒系こそ最初に研究されるべきだったのですが、あまりにも複雑で最後に残ってしまったのです。

免疫も複雑で、今だに全容が解明されてはいませんが、最近になってかなりわかってきて、エキサイティングな学問になっています。治癒系はさらに複雑で、ようやく治癒系を構成するものの要素がなんたるかということがわかり、「治癒系」という概念が生まれてきたばかりで、科学的に明らかになるまでには時間がかかるでしょう。

（次号はアンドルー・ワイル著「医食同源」について）

文・構成／矢崎栄司（アースワークルーム）

講演会にも忙しい上野氏。（東京の講演会場にて）

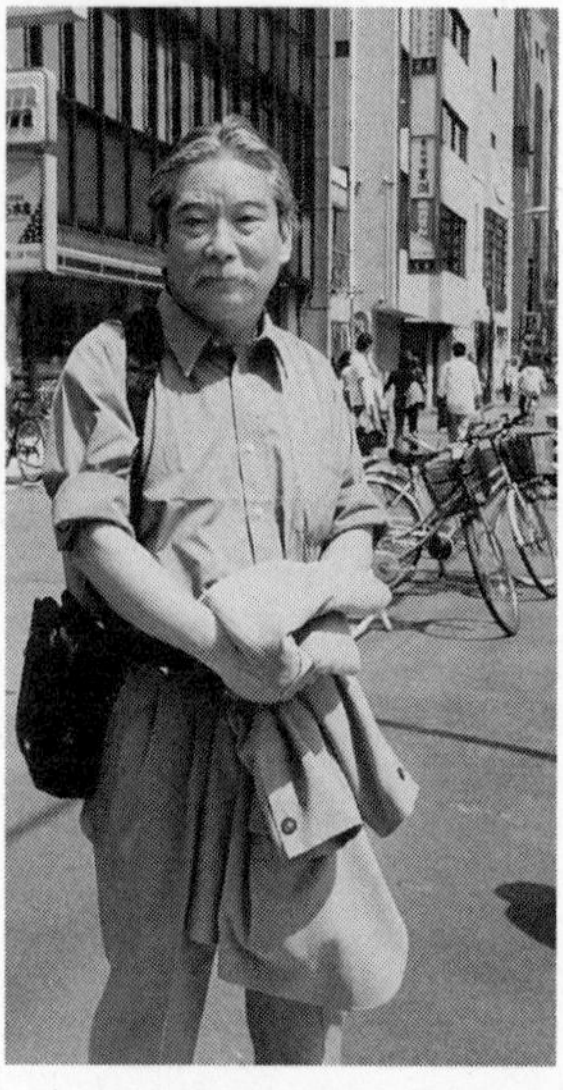

薬よりも、医者よりも、あなた自身の力が病気を治す。人間にはあらゆる病気を治す「自然治癒力」が備わっている。医者まかせの医療をやめて、自分主体の医療を提唱するホリスティックな癒し論をインタビュー。

健康と病気とあなたの自然治癒力

藤波襄二（東京医科大学名誉教授）

●●●●●●●●

健康と病気というものが、昔のように、はっきりと分けられない時代になってきたと言われています。まず、自然治癒力、代替医療という考え方からお聞かせください。

まず、病気とは一体なんなのかというと、身体が、修理、修復に向かっている状態で、その時に現れる症状、たとえば、発熱、痛み、吐き気、下痢など身体から出る信号で、もともとは身体の不調和に対する、身体がおかしいよと出す信号を、病気と称しているだけです。以前は、「病気」に対して「健康」というものがあるという考えでしたが、そういう意味での「病気」というものは存在しないんじゃないかと思っています。

不健康、身体の不調和があると、熱が出る、白血球が増える、下痢《げり》をする、痛みが出るなどの信号が身体から出てきて、病気といわれるわけですが、それは決して悪いものではない。私自身、そういう考え方にだんだん変わってきました。人間の身体は、最高レベルで生きているという状態がいつもあるわけではなくて、常に上がったり下がったりしている。それが度を超すと、異常な痛みや、熱が出ますが、そこまでいかない状態もよくある。身体の復元力は、ホメオスタシス（自然治癒力、回復力）と呼ばれて、それは誰にでもあるものです。

病気は、身体の一つの反応にすぎない。たとえば、ばい菌がきて、それに対して身体が反応した場合に、熱、痛みという反応がでる。その反応はばい菌の種類によっても違うし、場所によっても違いますが、いずれにしてもそれが症状と呼ばれるもので、症状が出たときに病気という名前がつきます。

それに対して身体は、その症状を消そうとする、傾いたものを元にもどそうとする、復元力です。それでも年をとると復元力が落ちてくるので、若い人は簡単に治りますが、年をとるとなかなか治らない。場所によっても治りにくい場所ができてくるようなことがある。同時に、糖尿病とか貧血など、いわゆる基礎疾患《しっかん》と呼ばれるようなものがあると治りにくい。

たとえば、糖尿病と肺結核が一緒になると、非常に肺結核の進行が早いとか、あるいは、糖尿病と胃潰瘍《いかいよう》が一緒になると、胃潰瘍がどんどん大きくなって治りにくくなります。その場合、後から起こった二次的な病気を一生懸命治そうとしてもあまり効果がなく、最初からある糖尿病に対する治療を行うと、二次的な病気もひとりでに治っていくということがあります。

私は、どんな傷であろうと身体についた傷は元に戻るという考え方を持っています。私の考え方の基本には、「人間の身体というのは人間が創ったものではない、自然が創ったものだ」、ということがあります。自然というのは、結局は神様といってもいいと思うのです。神といってもキリスト教でいうような神ではなくて、私はユニバーサル・ソース（すべての根源）という言葉を使います。ユニバーサル・ソースは宇宙の神、それが人間のすべての身体を創っている、宇宙全体を創っている、その一つとして人間も創られた。そう私は考えています。

たとえば、受精卵から分裂して、一つの個体になっていく。10か月経つと人間の場合には、だいたい3000グラムから4000グラムの体重で、身長が45センチメートルくらいの個体が母親の身体の中でできあがってくる。それは誰が創るのでもない。もし、創るということを考えるならば、それはユニバーサル・ソースです。

ということは、「人間の身体に起こった病気を治せるのは人間ではなくて、創った人。だから病気は、この宇宙の壊《こわ》れた部分を修復する行為と同じで、それはユニバーサル・ソースの行うものであって、人間が行うものではない」という考え方に最近かわりました。

代替医療は、現代西洋医学以外の治療法が全部代替医療、と考えていいと私は思います。代替医療の中にも、ものを使うもの、ものを使わないもの、心を使うもの、さまざまな治療法があります。その中で私は、代替医療は基本的に、ものを使わない医療が原点になるのではないかと思います。たとえば一つの種を植えて、それが土からいろんなエネルギーを吸収して花になっていく、チューリップが咲く、ヒヤシンスが咲く、いろんな花が咲く、そうするとそれだけの材料は土の中からだけでは足りるわけがない。また、水の中にヒヤシンスの球根だけを入れると、そこから根が伸び、だんだん芽が出てきて、たくさんの花をつける。あれだけの花をつける材料が水の中にあるのかというと、水にはそんなものはないと思う。そういう生命力はすべて「宇宙エネルギー」が物質に変化したのだと思います。お腹の中で胎児が育つのも宇宙エネルギーがものに変わるんだと、そのように考えたいのです。

　逆に、ものが宇宙エネルギーに変わるということもあります。たとえば、われわれが食べるもの、肉や魚、米や野菜のどれも、宇宙エネルギーがものに変わったのですけど、それを食べると今度は逆に、ものをエネルギーに変えて生命力として生命を維持させる。その生命を維持するエネルギーは、その食べたものから出てくる。すなわち、もともと宇宙にあったエネルギーがものに変わって、さらに今度は身体の中で、ものがエネルギーに変わる。宇宙ではエネルギーからものへ、ものからエネルギーへという移行が絶えず行われています。

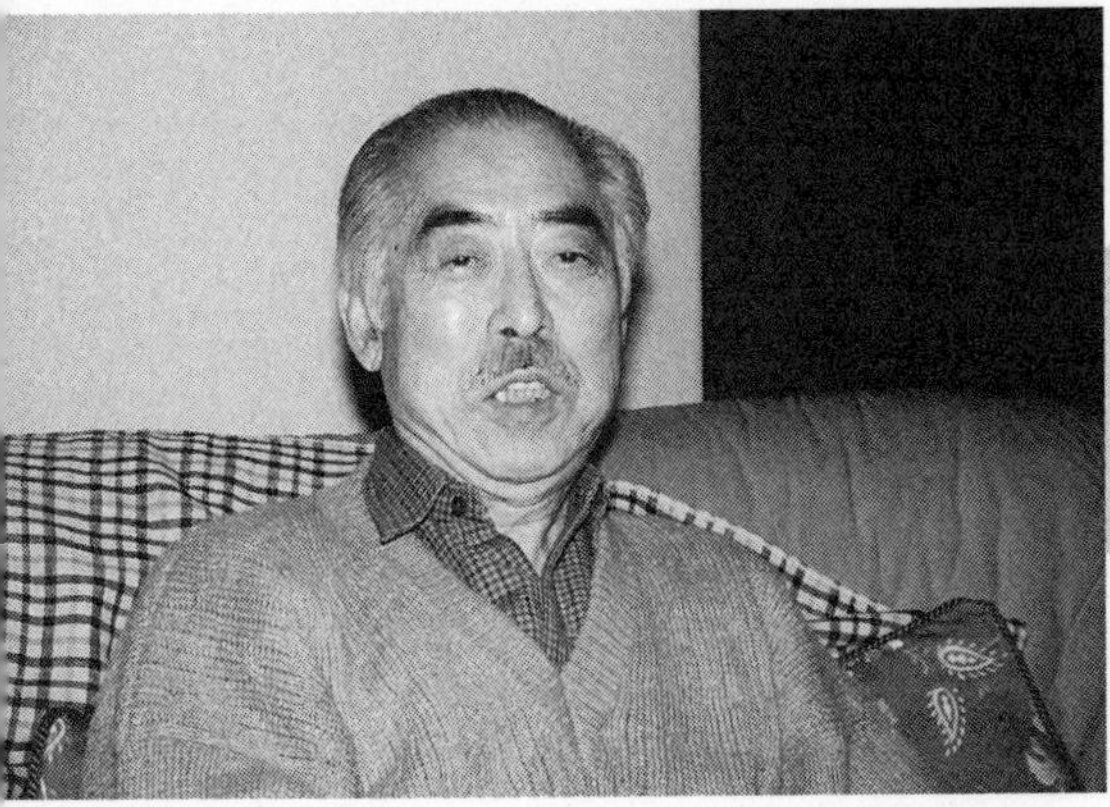

Jōji Fujinami

●●●● 西洋医学の観点から、病院や製薬会社、行政等の問題点についておうかがいしたいのですが…。

　薬が全部悪いというわけではないですが、もともと薬は生薬が主体で、それこそ中国何千年の歴史が背景にあります。私のところにも神農様《しんのうさま》という、口に草をくわえて座っている神様の絵がありますが、それが中国の医者の神様です。草や木の皮などを使って、病気を治していたのです。医学の歴史で、それを最初にやっていたのは女性です。自分の母親とか、おばあさん、あるいは姑《しゅうと》さんからそういう知識を得て、子どもが病気だ、夫が病気だというときに治療にあたっていたのです。

そのうちに男性が権力を持つようになって、女性から知識を奪い取り、そして医療に従事して病気を治す女性を魔女と呼び、魔女狩りという形で女性を徹底的に排除した。

それ以後、女性を男の医療者の補助にしてしまった。それがロシア革命後にロシア政府が、軍医はなにも男でなくてもいいんだという考え方を持ち出して、女性を軍医に登用していった。それから各国が女性の医者を作り出したのです。日本でもそうです。要するに、男社会が現在の医療を作ってきました。

また薬は、草根木皮から作っていましたが、それをだんだん簡単なものに作りかえて売るようになり、製薬会社が成立してきた。最初のうちは、草や木の皮を材料にして薬を作っていたのが、製薬技術というのが改良に改良を重ねて進歩してきて、石油から化学薬品、化学物質が合成されるようになった。科学が進歩するにしたがって、石油から薬を作るようになったわけです。それが今日の薬品の副作用を非常に多くしたのではないかと私は思っています。

そして、製薬会社は医者に薬を使ってもらうのが商売なので、積極的に病院に売り込んだり、安売りしたりして薬を使わせる。また、いつまでも古い薬を使われていたのでは商売にならないので、新しい薬ができればすぐに売り込みにいく。大学の医学部の教授室周りには、製薬会社の売り込みの連中が、毎日のように4、5人ウロウロしているという状態が長いこと続いてきたわけです。

薬を使ってもらうためには、いろいろとサービスをする。「この薬を使ってくだされば、こっちの薬を一緒に付けます」とか、あるいはまた、「先生、学会があったらいつでもおっしゃってください。ホテルは用意します。飛行機や列車のキップも用意しますから」ということで、臨床の教授はほとんど製薬会社の世話になっています。

学会なんかも、われわれが若い頃には、大学の教室を使ってやっていましたが、それが今では全部ホテルです。そのホテルの費用は製薬会社持ちです。医科大学の教授がそんなホテルで大勢集めて学会やるような費用は作れません。そうすると次は、医者が「今度こういう学会を開催するのでどこかホテル取ってくれ、何人くらいのを」という具合に製薬会社に用意させる。その代わり、医者には薬を使ってもらう。お互いにギブアンドテイクの関係でどんどん製薬会社は大きくなっていくわけです。

一方、医療機器メーカーもまた、新しい機器を造っては売り、造っては売りなのですが、その特許料金が実に高いのです。簡単な機器でもそこにちょっとした特許が入っていますと、その特許料を払わないといけない。その特許料が外国の特許を使用した機器の場合には膨大《ぼうだい》に高い。患者さんは、大学という名前がついていると、優れた機器で診断してもらえるという期待や錯覚を持ってきますから、大学の方としても実際に診断に必要かどうかは別として、古い機器でいつまでも患者さんを診《み》るわけにはいかない。新しい機器を導入すると、その機器で治療成績を上げ、収入をあげなければならない。そうなると、機器が得意としている病気に対してだけに使うのではなく、何でもかんでも患者がくれば、その機器にかけてしまう——。

医者はただ、新しい機器がきたら、それを検査項目の中に入れておく。それで、どれとどれの検査をしてくれということに丸をつければ、その機器を操作できる技術担当者が測定する。それが患者に必要であろうとなかろうと、その機器のために検査をする。要するに患者のために検査をしているのではなくて、機器に支払ったお金を償却するために検査をするというような状況になってしまう。従って検査づけ、薬づけっていうのは、現在の医療制度がもたらした構造的な問題です。

ですから薬を使わない、たとえば、鍼《はり》とか灸《きゅう》とかあるいはマッサージとか、そのほかさまざまな代替医療がありますが、そういうものに対して製薬会社は目の敵《かたき》です。もうそれこそ、場合によっては社の存亡をかける。命がけになってしまう。製薬会社と代替医療とは相反する場合が多いですから。

西洋医学に近い形でやっているのが、健康食品、サプリメントです。薬として許可になっていないから、健康食品という名前で売られていますけども、作っている方は薬として売りたいわけです。ところが厚生労働省が薬とまだ認めないから、健康食品として売っている。サプリメントは代替医療というけれども薬とある程度成分は同じです。草根木皮や、カニの甲羅《こうら》、鮫《さめ》の軟骨《なんこつ》、蜂《はち》の巣だとか、そういう自然のものから取っていますから、有効成分をみると薬であるということと、そんなに差はないんじゃないかと私は思います。

大学の医学部での医者への教育に対する、今日の問題点を教えていただけますか?

医学と医療というのは、別だと思います。今の医学の根底にあるのは、ニュートン物理学です。その上にのっている化学、更にその上にのっている生物学、そしてその上に医学がのっている。ですから今の医学は人間生物学です。人間を生物として観察している。モルモットなんかと同じように。ですから、動物実験も可能だと見ているわけなのです。

実際には物理学の方は、とっくにニュートン物理学からアインシュタイン以来の量子物理学に移っています。もう根底が変わっているのですから、医学の方でもパラダイムシフト（枠組の変換）をしなければいけない段階にきているにもかかわらず、全然それが行われていない。いつまでもニュートン物理学の上にのったままで、機械的にものを考える。すべて「人間は機械である」というような考え方でいるのです。

今の医学教育自体が、明治以前の１８００年代に欧米で行われていた医学が依然として、今もって日本で行われているのです。

江戸時代まで、日本は漢方医学だったわけです。漢方医学は中国医学です。それが明治に入って、富国強兵論で軍医をたくさんつくらなければならなくなった。富国強兵ということは兵隊をたくさんつくって、戦争しようということですから、戦争をした場合のケガ人の対処をどうするかというので軍医がたくさんいなければ困る。

ということで、軍医の大量養成にはどうすればいいかといったときに、ケガの対応に一番簡単なのは西洋医学だと。ところが、実際に病気を治すということと、ケガの治療は、まったく違う話なのです。

明治政府が療養所で、漢方医と蘭医《らんい》（オランダ伝来の医学）と両方を使って脚気《かつけ》の患者を治療させました。そのときに蘭医の方は、脚気を治せなかった。漢方でやった人たちは患者を治せた。どうして治ったかと聞いてもわからない。私はこういう症状のときにはこういう薬を使いなさいということを先生から教わってきただけで、その通りにやったら患者が治った。だからどうしてそうなったのかは知らない。それに対して蘭医をやってきた方は、あれこれと治らない理由を述べたという。

漢方には、門外不出という部分もかなりありますから、国家のために大勢に教育するには漢方医学は向いてない。これから富国強兵で軍医をたくさんつくらなければならないときに、いちいちそんな漢方の先生のところにいって、教育を受けているわけにいかない。そういうことで機械的に処置できて、再現性のある西洋医学がいい、ということになったらしいです。それで森鷗外をはじめとして、北里柴三郎らが欧米に渡ったわけです。

彼らが欧米から帰ってきたときに、欧米の医学はキリスト教と密接な関係にあるということを十分承知していながら、背景のキリスト教を考えずに、医学だけを持ち込んできた。最初の段階で宗教を除いたのです。「日本には仏教があるからそれでいいんじゃないか」と考えたと思うのですけれど。だから、欧米の医学を持ち帰ってきたときに、ちゃんと仏教と組み合わせて、亡くなるときにはお坊さんを呼んでお説教するといった、キリスト教に代わることをするシステムにすればよかったのですが、そうではなくて、技術だけを持ち込んだ。

特に外科の技術ですね。そこで、精神とか心といったものが排除されたわけです。宗教が一緒に入って来ていれば、心と精神がいくらかあったと思うのですが、人体という、ものだけを扱うということになってしまった。西洋医学の悪い面だけを日本に持ち込んだと思います。大学教育もそういう考えで始まり、医学部のいちばん最初の教育が死体解剖から始まるわけです。日本の医学でも腑分け《ふわ》(解剖)というのがいちばん最初に行われましたから。

生きた人間が死んで、それがどうなるのかということではなくて、とにかく、人間の構造というのを知らなければいけないというので死体っていう、精神がなくなっているヒトの解剖、そういう教育から始まります。学生が最初に人間を観るときに、そこにあるのは「もの」という感じです。生きた人間とは全然感じが違います。やわらかくもなければ、あたたかみももちろんありません。あの頃の講義は、だいたい解剖からはじまって、生理学になって、それから生化学、免疫と、主に形態医学、形態機能を学びます。私が知っている範囲では、大学の5年生くらいまでは患者には接しませんでした。

私が印象に残っているのは、動脈硬化の概念の説明で、「ゴム管だって古くなると硬くなるだろう、あれと同じだよ」という言い方です。確かに解剖したときの動脈を見ますと、ゴム管の古い感じがします。人間の動脈だって古くなれば硬くなるだろうといわれれば、ああ、そうかなという気になるのです。実際には人間の身体の中は細胞のつながりでできているので、ゴム管みたいにベターっとできているわけではないのです。そういう点ではやっぱり、最初から死体解剖ではじまるのは良くないと思います。

これからの医学教育のありかたとホリスティック医学について、どのようにお考えでしょうか。西洋医学だけの限界と、日本の医療費の財政破綻――を

●●●●●● 解決するためには、患者を部分に分けてみるのではなく、家族や周囲の社会環境まで、丸ごと見つめる医療を提供できる病院や医者が求められていると、著書の中でおっしゃられていますが――。

ホリスティック医学の解釈が、私が思っているホリスティック医学と今使われているホリスティック医学では、ちょっと違うのではないかと感じます。私が考えているホリスティック医学は、人間だけではなくて、人間の周囲の環境、さらに地球全体、宇宙全体まで含めて考えるという立場です。ホロスは全体という意味です。ホロス的な医学がホリスティック医学だと、そういう意味です。その根底にあるのは、ニュートン力学ではなくて、アインシュタイン以来の量子力学。そして、量子力学の上に構築されたホーリズム（全体論）に基づく解釈、ですから今までのデカルト（近世哲学の祖。1596～1650年。フランスの哲学者）的な心身二元論ではなくて全体論的な医学です。それがホリスティック医学という意味ではないかな、というふうに考えます。ですが、今のホリスティック医学は、ややもするとみんな一緒にしてしまうことでホリスティック医学だと、そういう感じに私には聞こえるのです。

たとえば、私の行っている歯医者さんは、噛《か》み合わせで病気を治すという、噛み合わせが内科的ないろいろな病気に関係してくるというのです。身体の中でのいろんな全体のことを考える、それがホリスティックであるとね。でも、ちょっと違うのではないかと思います。

また、統合医療という言葉がありますが、統合医療は西洋医学と代替医療を融合するというのが統合医学といっていますが、私の考え方からすると、もともと西洋医学とホリスティック医学とは根底が違っているわけです。基本となる考え方が、西洋医学はニュートン力学であって、ホリスティック医学は量子力学です。だから、統合医学は木に竹を接いだようなものなんじゃないかと。二つを混ぜ合わせて使うということは可能でしょうが、それを全部一緒にするということは、あり得ない。

ニュートン力学では、物質はどんなに細分化していっても、結局は最小の固体になります。あくまでもそれは塊《かたまり》です。ですから、どんな宇宙の運動でも最小の固体の運動によって説明することができる。分子、原子は物質です。この物質の運動として理解しようというのがニュートン力学です。

ところが、量子力学は、物質というのは見方によっては存在しますが、計測の方法によっては、「物質というのは波でもある」と考えます。だから物質を一つポーンと投げた場合に、穴が5つぐらい空いていると、その一つの物質が5か所の穴から同時に出ていくということがあり得る。波だから、みんな一緒に出ていくというようなことが見て取れる。これが量子力学です。両者は本質的に違います。

もう一つ加えておきますが、ホリスティック医学が受けている誤解に、心霊的だとかオカルト的という方もいるようです。また、科学的検証、つまりエビデンスが乏しいとも言われます。こういう批判もまた、出発点がぜんぜん違うと考えれば理解できます。ですから、ホリスティック医学にエビデンスを求めること自体が間違いではないか。ホリスティック医学のエビデンスは、やったら治った、ということがすべてだと私は思っています。

どのようにして治ったのかということが問題ではなくて、治ったか、治らないか、そのどちらかであって、治ったということが多ければ、それがエビデンスです。ですから私は、動物実験などは全く認めません。動物実験なんか必要ない。動物と人間では全く違う、霊性が違う。だから動物を使って実験して、それでやれ効いたとか効かないとかいうのはナンセンスで、証拠は人間の病気が治ったか、治らなかったか、だけでいいのではないかと思います。

――「病いが治癒する」というのは、決して薬で症状をおさえることではない、とおっしゃられていますが治癒という現象はどのような経過をいうのでしょうか？

治癒系という言葉を、アメリカのジャーナリスト、ノーマン・カズンズ氏が用いて以来、この治癒系という言葉を使う人が多くなっていますが、西洋医学では治癒系という言葉はありません。では実際にどういうものを治癒系というのかということになると、人間の身体は、一つは神経、一つは血液でコントロールされていますから、そのどちらかに求めるということになると思うのです。人間の身体を支配しているのは、神経の中に、運動神経、知覚神経、あるいは交感神経、副交感神経といった、今までわかっているもの以外にも何かありそうな感じがするのです。それと同時に、今度は赤血球とか白血球とか血小板といった、今までポピュラーになってきたもの以外に血液の中に、治癒に関係しているものがあるんじゃないかと――。

特にこのあいだ、新潟大の安保徹《あぼとおる》先生の話を聞いていたら、白血球の中のリンパ球は副交感神経を支配している、顆粒球は交感神経を支配している、という話があり、なるほどそうかなあと。だから神経と血球というのはつながっている可能性があるのかなと思うのです。というのは、一回だけでしたが、私も腸の中で神経の末端がリンパ球にくっついている写真を見たことがあります。腸の中の写真で、電子顕微鏡で取った写真です。

それを見て、こういうふうに血球に神経末端がくっつくことがあるのかなと感じました。私のスペキレイション（推測）ですけれども、人間の身体は、最初は一つの細胞から始まっているのですから、神経だって、血球だって、おそらくみんな同時に働くのではないでしょうか——。

心臓の細胞を一つ培養すると、最初は勝手にバラバラに動いていたのが、シャーレ（丸いガラス皿）にいっぱいになるころには、みんなシンクロナイズ（同時に起こる）して一斉にのびたり縮んだりするようになるのです。どうしてそうなるのか、今の時点ではよくわからないことですが、生体っていうのは、まだまだ未知なことが多いのです。

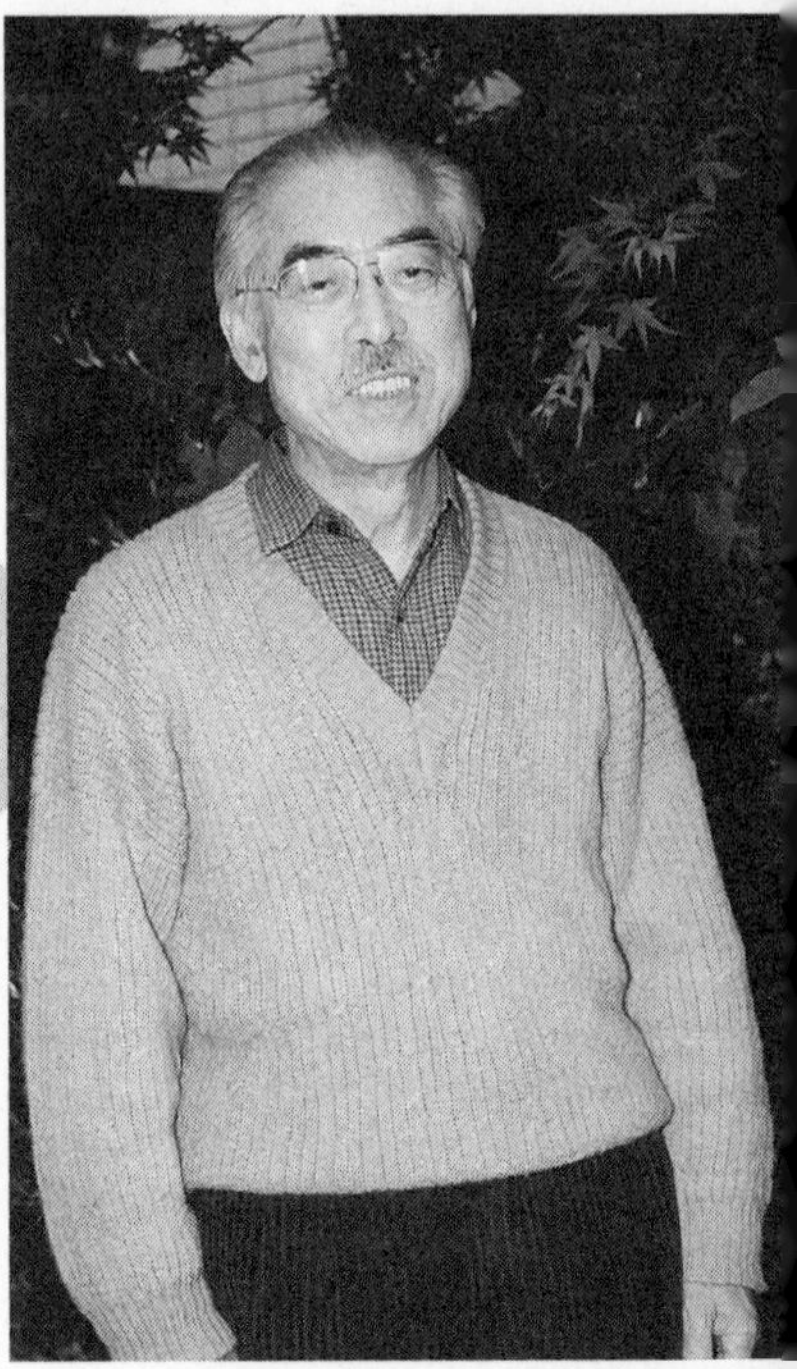

Jōji Fujinami

お腹が痛いとか頭が痛いとか一か所悪くなると、全体に影響を及ぼして、それこそホリスティックになるという感じがすることがあります。やはりホロニック（個と全体の高次的統一のこと）といいますか、すべてのものは小さなものの中に詰め込まれているという感じです。あらゆるものはどこをとっても同じという。よくわからないですが、そうかもしれないと思うのは、クローンの羊とか牛の場合に、細胞を取ったときの親の年齢や状態、その情報がずっと後まで引き続いて、親が死ぬとクローンも死ぬという、そういう話を聞いたことがあります。細胞の中にすでに寿命、今までの生活のすべてが書き込まれていて、それを移しても同じだよということではないかと思うのです。すべては、一つの細胞から発生しているということです。

●●●●この治癒力を高めるというテーマで、誰もができる簡単な方法にはどんなことがあるのでしょうか?

私はやはり、楽しいということが原点だと思います。自分が楽しいこと、自分のやりたいことをする。いやいややっていると病気になるというのはその通りだと思います。だから、自分がイヤだと思ったときはさっさとやめる、やめても困らないですよ。一番大切なのは、気持ち、心ですから。

私が心がけていることは、何事にも捕《とら》われないこと。あなたのやっていることは一生懸《か》けるに値しますかということですね。あなたの一生は一回きりですよ。それでもあなたは今の仕事に満足ですか——。もし、満足していないのだったら満足できるものを探したらどうですか、ということじゃないですかね。

要するに、人生はどっちに転んでもたいしたことはないと思うのです。私は、中学のときから芥川龍之介が好きで、よく読んでいたのですが、芥川龍之介の言葉に、「人生はマッチ箱に似ている」という言葉があります。マッチ箱というのは、大事に扱うにはばかばかしいが、大事に扱わないと危険だという意味です。

また、食べ物については、私はあまりこだわっていません。何故かというと、人間のお腹の中ではすべてのものが分解されて再合成される。たとえば、肉を食べたから筋肉になるわけではない。タンパク質をとったからといって、それがそのままタンパク質になるわけではない。必要なものは全部身体の中で作られるのです。

たとえば牛は、牧草しか食べないのにどうしてああいう身体ができるのか。あんな立派な骨なり、立派な角ができて、立派な皮ができる。象だってそうでしょう。すごい身体ができるのです。何を食べているかっていうと、葉や草ばかり食べているわけでしょう。それでもああいう身体ができるということは、必要なものは全部ユニバーサル・ソースが作ってくれるのだろうと思うのです。だから無理に、あれを食べなければいけない、これを食べなければいけないということはないんじゃないかなと——。ただ一ついえることは、同じものばかりは食べない方がいいということ。バラエティに富んだ食事をしなさいよ、という点です。それ以外に特に注意することはない、何でも食べるのが一番いいのではないかと思います。

ただし、添加物、農薬、加工食品という問題は、これは化学物質で自然にあるものじゃないですから要注意です。人間は、動物発生以来、自然にあるものだけを食べてきていますので、そこに人間が人工的に作った化学物質が入れば、それをうまく処理できるとは限らないと思う。だから、添加物はできる限り避《さ》けた方がいいと思います。

そういう意味では、食物連鎖《しょくもつれんさ》、生体濃縮《せいたいのうしゅく》というのでしょうか、たとえば、肉よりは、植物、海草類を食べた方が、より安全という考えは理にはかなっていると考えていいわけです。とにかく今は、草食動物の牛に肉骨粉《にくこっぷん》を食べさせる時代ですから。だからＢＳＥ（狂牛病）など、何が出てくるかわかりませんね。

食に関係してもう一つ付け加えます。噛《か》むというのは、一つは唾液《だえき》とよく混ぜ合わせて胃の中に入って消化するということです。また、顎関節《がくかんせつ》には、ポンプの役目があり、ここから上に動脈血を送るのに顎《あご》の左右のバランスが取れていないと、脳の方にいく血流のバランスが悪くなるわけです。よく噛《か》めば噛むほど、このポンプが良く働きますから、頭がよくなるし、それと同時に顎《あご》も発達してくる。噛むということは大事なことです。レトルト食品とか、噛まずに食べられる即席フードとか、やわらかい食べ物というのは、顎の発達面では、子どもたちが退化しているということが出てきたり、それだけではなくて、脳の方に行く血流の状態も変わっていくんじゃないでしょうかね。

それから、日常的な生活で大切なことは運動です。私は、歩くのが一番いいと思っています。人間は二本足で立った瞬間から駆け足とは決別しました。駆け足では、四足歩行にかなわないのです。従って、本来歩くべきであって駆けるべきではない——。ですから、ジョギングなんていうのはあんまり感心したことではない。むしろ散歩、ただ歩けばいい。時間も距離もできるだけ長い方がいい。1時間よりも2時間、2時間よりも3時間歩く。でも歩いてばかりいたのでは、仕事にならないし、生活にも支障があるでしょうから、時間の許す範囲で歩くということでしょう。よく、1日1万歩っていいますけれども、1万歩を歩くにはかなり時間がかかります。

今日の車社会は、人間の運動能力を弱めています。私は、道路を一人であんな大きな箱の中に乗って占領してしまうのは、けしからんと思っている一人なんですよ。それに車は身体を弱めます。健康にも悪いです。私自身が経験したのは、若い頃ボーリングをやっていて、以前はストライクがいくらでもとれたのに、車を運転し始めてから腰の筋肉がふらついてしまい、ボーリングが下手《へた》めていいます。になったのです。それで気がつきました。ああ、こいつはいけないなあと。それから、もう10年ぐらい運転をやめています。

車は、健康面からも非常によくないですね。目も疲れるし、お腹の具合も悪くなる、足、腰も弱るし。振動がありますから、どうしたって胃腸障害を起こします。脳にも振動がいくだろうし、排気ガスの問題、地球温暖化、地球のホリスティックな生態系からみても疑問です。

それと今、心配なのは携帯《けいたい》電話です。電磁波《でんじは》の問題です。携帯電話の心配な点は、耳のところに側頭骨《そくとうこつ》がありますが、これが薄いのです。ですから、電磁波が頭の中にスパッと入ってしまいます。通産省関係で電磁波を担当している人たちと会うと、必ずその話になります。怖いですよ、電磁波は——。電磁波が脳や体にどのような影響を及ぼすかということは、まだ今、世界中で実験段階ですからね。ちょうど人体実験しているようなものです。まあ、人体実験の結果が出てきたころには大騒ぎになっても、もう遅いでしょうけれど。

●●●●いくらホリスティック医学が患者にとってよいといわれても、病院や医学部がすぐに考え方や手法を取り入れることはできないという現状のなかで、私たちが病気の予防を考えていくには、どういう点に留意すべきですか？

やはり患者の立場から、西洋医学とホリスティック医療の両方を公平に判断できる機会がまだまだない。今の医者自体が西洋医学で育ってきた医者ですから、そこへ行けばもうお定まりの返事が返ってくるに決まっているわけです。

私は、自分の健康を人に任せること自体がおかしいと思います。医者はなんでも知っているのだと思うのが大間違いで、今までの教育の一番悪いところです。病気になったら医者の所に行け、医者は治してくれると——。医者は魔法使いじゃないのだということです。何でも医者にいけば助かる、医者にいけば治してもらえる、というような考え方が蔓延《まんえん》しすぎています。

そうではない、自分の病気というものは自分が作ったものであって、あるいは作らなくても自然にできたものであって、それを治すのは自分の中にいる神様、あるいは既にお話ししたように、自分を育ててくれたユニバーサル・ソース、それが、自分の身体を創ったのだから、治すこともできます。基本的には自分で考えて、自分で勉強して、自分で本を読んで、どういうものがいいかをよく研究して、治すというのが基本です。人に治してもらうものではありません。

お腹が痛い、熱が出たとしたら、一体自分は昨日、おととい、さきおととい、あるいは一週間前、何をしたのか、よくよく考えてみてください。最初に述べたとおりくり返しになりますが、結局、病気は自分がやったライフスタイルの結果として出てくるわけです。自分の生活の結果として、それが現れてくるわけですから。自分が一体何をやって何が悪かったか、ということをよく考えて、では、どうすればいいのかということを導き出さないと治りません。そのためには、日常を振り返り、よく考えることです。衣・食・住を含めて生活そのもの、環境の変化、水、空気、そういったものすべてが関係し、影響するわけですから。これが、私が考えるホリスティックな健康観です。

取材・文／百名志保子

Jōji Fujinami

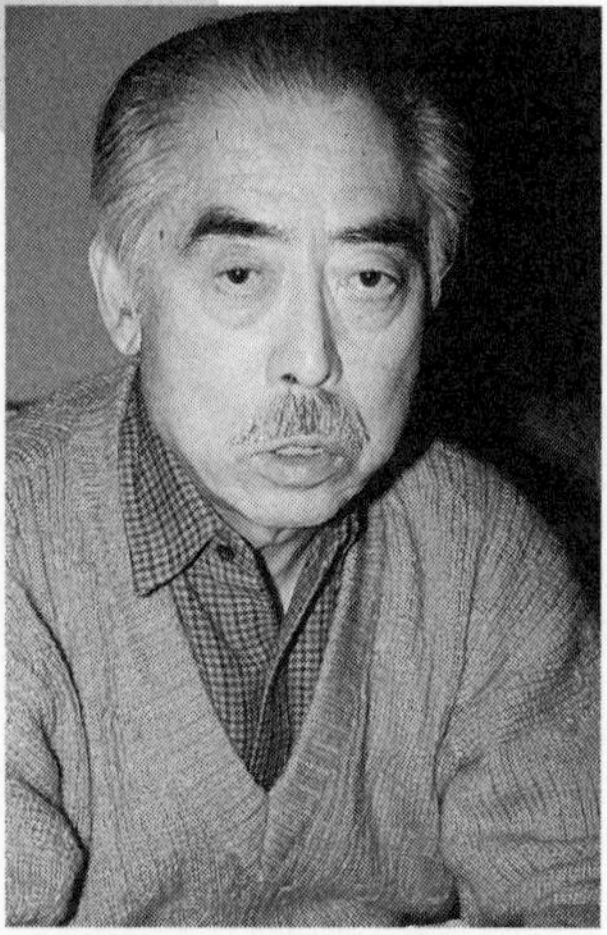

ふじなみ　じょうじ
1928年東京生まれ。東京医科大学名誉教授。医学博士。東京医科大学卒業。衛生学・公衆衛生学を専攻。日本ホリスティック医学協会名誉会長。日本自然治癒医学協会会長、日本全身咬合学会顧問、人体科学会理事。著書は「ホリスティックな癒しのために」監修書に「愛は医療の原動力」。（154頁参照）

特集②

免疫力からのアプローチ

Toru Abo
安保徹
(新潟大学大学院教授)

「リンパ球人間、顆粒球人間と自然治癒力」

1947年生まれ。新潟大学大学院教授。医学博士。東北大学医学部卒業。顆粒球とリンパ球理論、白血球の自律神経支配の法則の解明等、新しい視点から独自の免疫論を説く。

Noriyuki Kawamura
川村則行
(国立精神・神経センター
心身症研究室長)

「心が病気をつくる〜自己治癒力の高め方」

1961年生まれ。医学博士。国立精神・神経センター、心身症研究室長。東京大学医学部医学科卒業。研究テーマは、脳による免疫制御機構の解明、及びストレスと心身症。

特集❷ 免疫力からのアプローチ

リンパ球人間、顆粒球《かりゅうきゅう》人間と自然治癒力

人間の日常的な行動や生活、病気や健康は、心身のバランスと免疫力が深く関わっている。「白血球の自律神経支配の法則」という独自の免疫論から、健康・長寿の秘訣を明快に具体的に説く。

安保徹

（新潟大学大学院教授）

あぼ　とおる
1947年生まれ。医学博士。東北大学医学部卒業。『白血球自律神経支配の法則』の解明等、全く新しい視点から、独自の免疫論を説く。顆粒球とリンパ球理論で、免疫学関連書の著作多数。主な著書に「未来免疫学」「絵でわかる免疫」「ガンは自分で治せる」「医療が病いをつくる」などがある。（155頁参照）

先生は、1997年に「未来免疫学」（インターメディカル刊）を出版され、誰にでもわかりやすく「顆粒球《かりゅうきゅう》人間」か「リンパ球人間」かという切り口で免疫の問題や健康と長寿について説明されました。白血球中の自然治癒力を高める源と考えられる、顆粒球《かりゅうきゅう》とリンパ球の比率を測定して、自分のリズムを知ることから、免疫学の扉を開くという画期的な発見と理解しましたが？

現代医学は、主に病気のそのときの症状を治す対症療法によって患者さんを治療しますから、症状を特定しにくいアレルギーや膠原病《こうげんびょう》、がんなどの病気をほとんど治せないのが現状です。私が提唱する「白血球の自律神経支配」の法則で病気を観察すると、多くの病気は、働きすぎ、心の悩み、薬の飲みすぎで起こっていることがわかります。従って、病気の原因に逆のぼって対処できるようになるのです。この発見によって、免疫の仕組みをもっとやさしい言葉で、たくさんの人たちに理解されるものにしたいと考え、やさしい免疫学を称して「未来免疫学」と名付けました。

心臓や全身の血管、汗腺、内臓などの働きを司っている自律神経は、本来自らの意志によってコントロールできる感覚神経や運動神経とちがい、意志によってコントロールできないとされています。後でお話ししますが、自律神経に

は、交感神経と副交感神経があって、両者は、ほぼ反対の働きをする機能を持っています。われわれの体を守る免疫担当細胞といわれる白血球の中の顆粒球が交感神経に、リンパ球が副交感神経に支配されており、この自律神経をコントロールすれば、交感神経、副交感神経のバランスを保つことができる、と考えられます。健康とは、そのバランスの良い状態、と呼んでさしつかえないと思います。

「未来免疫学」出版のあと2001年に「がんは自分で治せる」（マキノ出版）「医療が病いをつくる」（岩波書店）、2002年に「免疫学問答」（河出書房新社）と、それぞれ大変エキサイティングな内容の本を出されました。こうした出版の発火点になった、外科医で福田――安保理論のおひと方である、福田稔先生との出会いからお聞きしたいのですが。

東北大学医学部内科でお仕事をされていた、斉藤章先生から学んだ「白血球の自律神経支配の法則」が私のベースにありましたが、新潟県で外科医を開業されている福田稔《みのる》医師との出会いは、私がずっと忘れていた「白血球の自律神経支配」というテーマを思い起こさせてくれました。

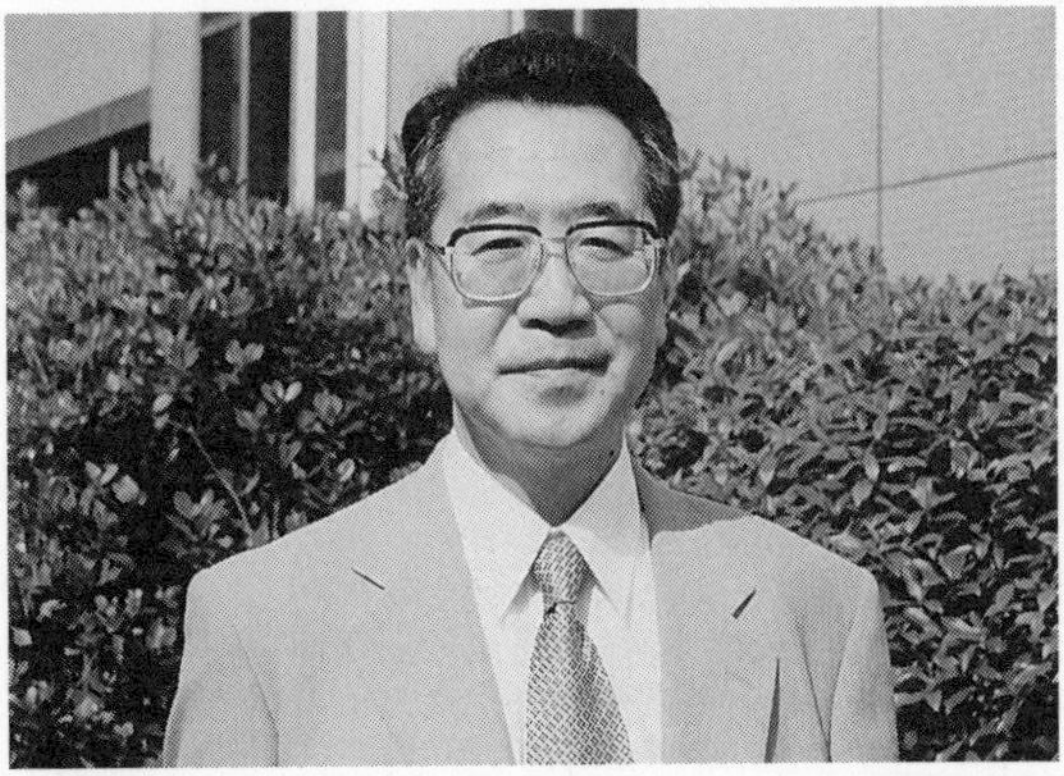
2003年４月に行われた東京での講演会場にて。

「天気のいいゴルフ日和のときに虫垂炎《ちゅうすいえん》患者が重症化する。それを免疫学的に解いてほしい」と持ちかけられたのがきっかけでした。そのとき、すぐ気づいたのは高気圧や低気圧、いわゆる天気が自律神経を揺さぶっているということでした。高気圧、つまり晴れると元気が出て、低気圧つまり曇りや雨の日には、しょんぼりします。それが絶対、白血球に影響しているはずだと思い、自分の血液を週2回採って白血球の分布を調べました。それを3か月ぐらい続けて、福田医師が自動気圧装置で記録した結果と照合したところ、完全に一致したのです。つまり、高気圧のときに顆粒球が増え、低気圧のときにリンパ球が増えるという同調したリズムがあることを発見しました。

顆粒球自体は化膿《かのう》性の炎症を起こしますから、高気圧では、炎症は、化膿性または壊疽《えそ》性虫垂炎まで進む。逆に低気圧では、顆粒球の割合が少なくなりリンパ球が相対的に増加するので、炎症は軽症、もしくは化膿しないで止まると考えると見事に一致するのです。

私たちは風邪をひくと、まずリンパ球とウィルスが戦って喉《のど》が腫《は》れます。ウィルスは粒子が小さいので免疫で処理するというわけです。そして、風邪が治り、だんだんと元気になる頃、体は、〈リンパ球―副交感神経〉優位の状態から、〈顆粒球―交感神経〉が優位の状態となり、後期反応として鼻水が黄色くなるという症状がでます。それと虫垂炎は同じことが起こっているのだろうと考えられます。

福田医師はその後、いろいろな病気について、白血球中の顆粒球とリンパ球の比率を調べました。すると、病気の人はどちらかに偏《かたよ》っていることがわかったわけです。

たとえば、顆粒球が約60%、リンパ球が約35%、その他が約5%を平均値として、胃潰瘍《いかいよう》の人は顆粒球側へ、アレルギーの人はリンパ球側へ偏っています。ですからその偏りを治せば病気は治る、と福田医師は鋭いカンで考えたわけです。そして、その療法には、東洋医学的な治療がむいていると判断して、鍼《はり》を応用することになったわけです。

病気は、圧倒的に、顆粒球が増えて起こる交感神経緊張型のストレスパターンが多いのです。私たちの体内を回っている血液中の白血球、その中の顆粒球も、あまりにその流れが活性化すると常在菌と戦って化膿性の炎症を起こし、活性酸素を放出してその近くの組織を破壊します。多くの粘膜破壊や組織破壊は交感神経緊張によって血流が悪くなり、そこに顆粒球が押しかけて組織破壊するのです。それがどんどん進むと膿《うみ》をつくるわけです。ですから、無理をすると炎症が悪化して病気が起こりがちになる。そう考えると、病気と健康の関係が見えてくるはずです。白血球の自律神経支配の法則を知ると、生活習慣、とりわけ、働き過ぎや心の悩み――に起因するストレスこそが、病気の原因になっていることがよくわかると思います。

免疫について、もう少し教えていただけませんか？

私たちの体を守っている免疫は白血球中約35%です。残りの約60%は、細菌、異物を取り込み殺菌、消化するという貪食作用《どんしょくさよう》で処理して、化膿性の炎症を治すという防御機能です。たとえば、ニキビができても免疫はできないし、食中毒をおこしても免疫はできない。だけど、食中毒では下痢をしたり、ニキビなどでは化膿性の炎症を起こしたりして治るわけです。このようにすべてが免疫で体を防御しているのではありません。

顆粒球は細菌処理で、リンパ球は微小抗原処理で体を守っている。そして、いかに効率よくその防御体制をひくかということで顆粒球、リンパ球のバランスが決まります。たとえば、交感神経が活発な体調のときは手足が傷ついて細菌が進入してくるので顆粒球を増やしておこう。また、消化管はいつも、私たちがリラックスしたときに働き、腸の蠕動《ぜんどう》運動とか消化酵素《こうそ》の分泌《ぶんぴつ》を促しているので、食後はリンパ球を増やしておこうと——。この顆粒球とリンパ球のバランスが一方に偏《かたよ》ると破綻《はたん》をきたします。それを過剰反応といいます。そしてこの過剰反応は、がんの発生とも関係しています。

たとえば、早期がん患者には顆粒球の増加がみられます。つまり、胃がんになるような人は、体調がすでに交感神経の緊張状態にあることを示しています。働きすぎや、過度に積極的な生き方をしている人、この他、痛み止めの長期使用も問題です。腰痛、肩こり、リウマチなどは、交感神経の緊張によって引き起こされ、血流障害と顆粒球増加が原因となるのです。この状態を逃れようとして副交感神経の反射がおこり、痛みが生じます。

がんの話に戻りますと、がんの腫瘍《しゆよう》が進行中の患者の血液は、一般的にリンパ球の減少が見られます。リンパ球があまり減少していない患者は概して回復が早いようです。がんの末期では、さらにリンパ球の減少が進みます。白血球の大半が顆粒球とマクロファージ（貪食細胞《どんしよくさいぼう》）になり、免疫機構を担うリンパ球はもはや存在しておらず、患者は交感神経緊張状態となるのです。つまり万事休す、顆粒球人間となり生涯を終えるのです。しかし、がんや膠原病《こうげんびよう》でも、「免疫力を阻害《そがい》してしまうような間違った治療さえしなければ、簡単には悪化しない」という私の考えは、ぜひ認識していただきたい点です。

いわゆる、治癒力、治癒するという反応について、免疫学的にはどう考えたらよいのでしょうか？

たとえば、今日ではアレルギーの子が、すごく増えていると同時に低年齢化しているといわれています。もう、乳幼児のうちから真赤に体全部が赤くなって、お母さんがびっくりして皮膚科に行くとステロイドを塗られる。気管支喘息《ぜんそく》だったら、ゼイゼイ、ピーピーしてステロイドの吸入。現代医学の考え方は、そういう子どもが真赤にはれあがったり、喘息《ぜんそく》発作がでてきたりといった症状を「抑えるべき症状」とみているからです。
ですから、ステロイドとか、その他の抗アレルギー薬を使って止めてしまうのですが、よく考えてみると、なぜ子どもが真赤にはれあがるかというと、たとえば、お風呂のお湯には塩素が入っていますね。そのお風呂に入ると、皮膚の表面が塩素の吸着をはねのけようとして、また、血流を増やして外に出そうとして、赤く腫《は》れ上がって発疹《はっしん》を出します。この反応は、うすめて洗い流そうという反応ですから、プラスの反応とみなければだめです。

喘息《ぜんそく》でピーピー、ゼイゼイいうのは、ダニの死骸とかゴミとかが、呼吸によって肺の中に入ってきて、それを強い勢いで吐き出そうという反射です。発疹も喘息発作も、抗原を外に出そうとする、治ろうとする反射なのです。薬で無理に止めても、薬が切れたときにまた起こるといったようにシーソーゲームに入っていくわけです。

大切なことは、原因を取り除くことです。一番風呂は塩素も多いですが、一人でも誰かが入った後は、ほとんど塩素が中和されてしまうから、お父さんでもお母さんでも先に入って中和されたお湯に赤ちゃんを入れれば、塩素の害は少なくなる。家の中だったら、きちんとそうじするとか、清潔にして抗原と出会わないようにする。

それとも一つ、色白で肌がふっくらした、赤ちゃんとか女性が虫にさされると赤く腫《は》れあがります。でも、普段から紫外線を浴び皮膚に刺激を与えている人や、肌の色が黒い人は虫にさされても腫れあがらない。つまり、私たち

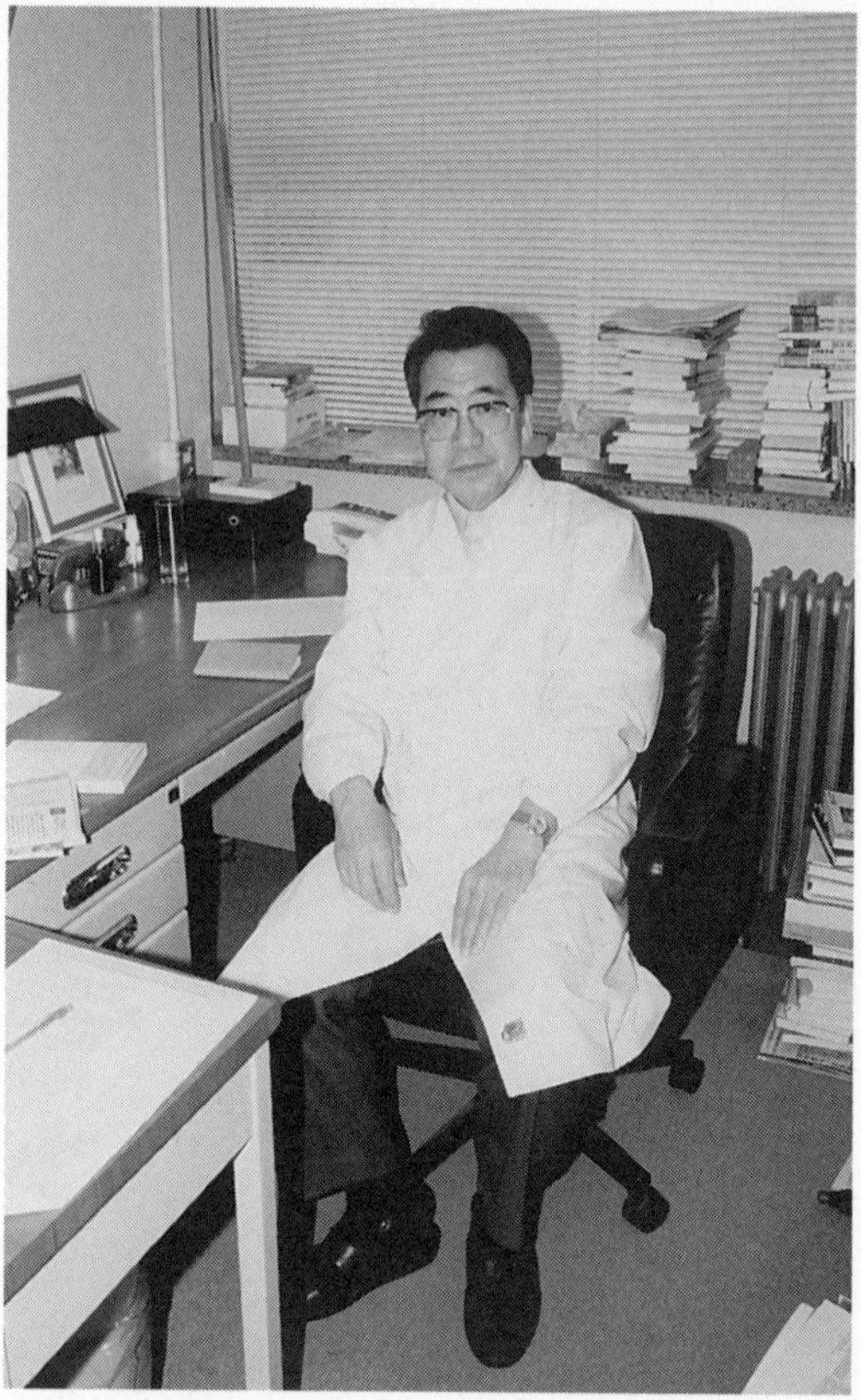
安保徹先生の研究室。

は同じ刺激や、抗原でも、虫の毒でも、あるいは、つらい心の毒（ストレス）でも、人によって反応の出方が違います。違いを決定しているのは、その人がリンパ球の多い体質かリンパ球の少ない体質かです。

昔からよくアレルギーや喘息を治すのに乾布摩擦《かんぷまさつ》とか、タオル摩擦がいいといわれているのは、普段からいろんな刺激に慣れておき、リンパ球を減らしておいて、ちょっとした刺激に過剰反応を起こさないようにするための知恵です。今の日本はすごく豊かになったでしょう。いつも食べ物あって、充たされていて、いつもリラックスの神経の副交感神経がゆるやかになっていて、リンパ球が増えてアレルギーになりやすい状態です。私たちのリラックスの極限は、甘いものを摂《と》ることです。ですからアレルギー体質から脱却するためには、甘いお菓子や甘いジュースをできるだけ遮断《しゃだん》することも必要です。

これらに注意をすれば、アレルギー体質から脱却できる条件が整います。大体どれくらいでリンパ球が過剰に抗原と反応しなくなるかというと、まじめに体を鍛《きた》えることと、タオル摩擦と、甘いものを控えると、だいたい1か月ぐらいでアトピー性皮膚炎も気管支喘息も脱却《だっきゃく》できるでしょう。もしその間、ゼイゼイ、ピーピーしたら、薬を使う代わりに寝ているときだったら体が暖まっているため蒲団《ふとん》をはいであげるといい。あるいは、窓をあけて外気を入れる。

夏だったら冷たいシャワーを足からかける、そうすれば発作は止まります。そして苦しいのが治れば、次にリンパ球を減らすこと。体を鍛えればいいし、タオル摩擦、甘いものを控える、となるわけです。そうやって治っていくのです。治癒力というのはそこなのです。

さき程の晴れた日と、曇や雨の日の違いについて、もう少しくわしくお話しください。

晴れた日とは、空気が重い状態ですから上昇気流ができない。従って晴れるわ

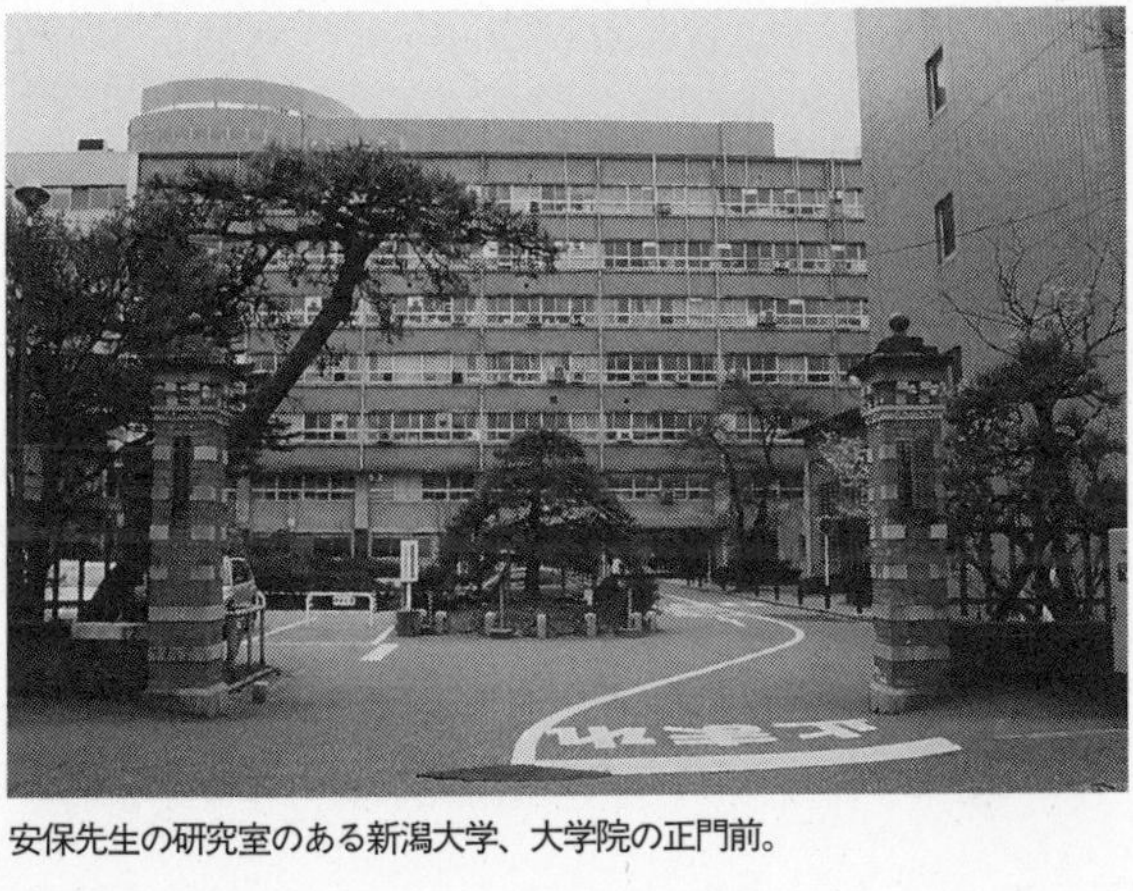

安保先生の研究室のある新潟大学、大学院の正門前。

けです。しかも酸素の多い空気を吸って私たちは興奮しやすくなります。元気が出る体調になります。一方、低気圧のときは空気が軽くて雲が発生し、雨が降りますが、軽い空気は酸素が少ないので私たちはゆったりすることができます。顆粒球とリンパ球バランスがどちらかへ行き過ぎた人は、お天気と自分の生体の揺さぶりによって病気になります。晴れた日は、交感神経緊張状態になるので顆粒球過剰の病気が悪化しやすいし、低気圧の場合は、副交感神経過剰のゆったりとした体調になるので、リンパ球が過剰になってアレルギー疾患の病気などになりやすいのです。

低気圧でリンパ球が増えるときは、リウマチの炎症が悪化するとか、アレルギーの発作が出てくるとか。また、そのような環境に長くさらされていると寿命までも決まります。日本のような島国では大陸と比較すると気圧も気温もあまり大差がないので、概して揺さぶりが少ない。それでも、寒い地方は高気圧になりやすいので青森、秋田は比較的寿命が短い傾向があります。沖縄とか九州は寿命が長いのです。

もう一つは、気圧や気温だけではなく、海抜の高さでも決まります。ある程度高い地域に住んでいる人は気圧が低く寿命が伸びる傾向がある。だから、長野とか、飛騨《ひだ》地方に、寿命の長い地域があるでしょう。高地の方は気圧が低い。空気が少なくなる。軽井沢とかリゾートのようなリラックスする場所は標高の高いところが多いでしょう。

また、抗ヒスタミン剤でも、ステロイドでも、薬はアレルギー症状を悪者扱いして止めるという役目です。アレルギーの発作自体は抗原を外に出したり、希釈《きしゃく》して弱めたりする反応ですから、それらを止めてはいけない。むしろ、その反応によって塩素がとれたり、ゴミが外に出たりというう治るための反応です。

先生の著書の中には、いろいろ読んでおもしろいテーマが多いのですが、人間の性格と顆粒球、リンパ球について、お話いただけますか。それと、花粉症で毎年悩んでいる人が多いので、その点もお願いします。

顆粒球が優位になっている人の性格は、概してがんばり屋さんで気迫がある人が多く、リンパ球優位の人は、ゆったりしてのどかな人が多いです。

われわれは無我夢中になると痛みとか感じなくなるでしょう。顆粒球人間は、視野が狭くて知覚鈍磨《どんま》ともいえます。リンパ球の多い人は、視野が広く知覚過敏が出てくる。色白の人は触っても過敏でしょう。また、貧しい国では顆粒球人間が多いし、豊かな国になるとリンパ球人間が多くなる。顆粒球人間は、組織障害の病気、化膿性の炎症の病気が出やすいでしょう。リンパ球人間は、アレルギーの病気が出やすい。だんだん日本でアレルギー症状が増えているのは豊かな社会になった証拠です。

年齢によってもずいぶん違って、子どものときはリンパ球が多い状態で、だいたい15歳くらいで交差して、大人になると顆粒球が多くなります。老人はリンパ球が少なくなり、顆粒球が増加して一生を終えるという感じです。ですから、アトピーは子どものとき出ても、ステロイドとか間違った治療をしなければ自然に治ります。体を鍛えれば途中でも治るし、体を鍛えなくても高学年になれば多くは治ります。但し、ステロイドとかを塗ると治らなくなる。なぜかというと、ステロイドはコレステロール骨格を持っていて、組織に沈着して酸化物として顆粒球を呼び込む現象をつくる。ステロイドを塗った人は、皮膚が赤ら顔になったり、ごわごわになったりして、お風呂に入ると腫《は》れあがる。あれは塗ったステロイドがコレステロールに戻って因子をつくっているからです。

花粉症はむしろ大人に多いのですが、それより、圧倒的に都会の人に多いのです、一つは誘発原因が、花粉だけでなくストレスもある。私たちは、いやな物質を、目に見えない心理的にいやなもの（ストレス）でも排泄《はいせつ》しようとしてアレルギー症状を出します。ですから、例え特定の抗原がなくてもアレルギー症状が出ます。特に花粉症に良く似たもので通年性鼻アレルギーの人、いつも鼻水が出る人はストレスが多い人です。

どうして都会の人に多いかというと、都会は排気ガスが多いでしょう。排気ガスは炭酸ガスです。炭酸ガスは、人の体内に入ると酸素を奪ってリラックスさせます。私たちは、酸素を吸収すると興奮するわけですけど、酸素を奪われるとリラックスする、ですから、私たちはリラックスをする炭酸飲料が大好きです。その理論からいけば、排気ガスを吸うとリンパ球が増えてくるのです。酸素がないというわけではなくて、排気ガスそのものがリラックスなわけです、炭酸飲料とか、ビールとかみんなリラックスするために飲むでしょう。それと同じ効果で排気ガスがリラックスさせてリンパ球が増えるのです。私たちの空気は酸素の量はみな一定です、都会でも田舎でも。酸素の割合は空気中のほぼ21％です。違うのは炭酸ガスです。都会では昼夜問わず24時間、車の排気ガスやビルや地下鉄の空調施設などで炭酸ガスの排出が過激に起こっているため、リンパ球が増えてアレルギー反応を活発にさせ、花粉症になりやすいのです。

顆粒球60%、リンパ球35%という先生のお話ですが残り5%は何なのでしょうか。また、それを自分で調べるにはどうすればいいのでしょうか。

　私たちの体の中に流れている血液の細胞成分を血球といいますが、その絶対多数が赤血球です。赤血球は、酸素と炭酸ガスを運びますが、血液1立方ミリメートルには約500万個あり、この赤血球の間に少数の白血球があります。1立方ミリメートル中には白血球の方は約5000〜8000個ぐらいあるわけです。さき程もお話したように、この白血球が免疫担当の細胞で、顆粒球とリンパ球でトータル95%。残り5%は単球という、マクロファージです。そして、リンパ球が白血球の35%を占め、顆粒球は、健康状態にある人の場合60%ぐらいとなっています。体に炎症が発生すると、この顆粒球は1〜2万個、白血球中の90%以上を占めるように増えます。そして、この顆粒球が細菌をやっつけ、自爆して死に果てるわけですが、その死骸が「膿《うみ》」であることは、さきほど説明したとおりです。大変困るのは顆粒球が死ぬときに、活性酸素という危険な酸素をまき散らすことです。この活性酸素は組織や細胞を破壊するやっかい者なのです。

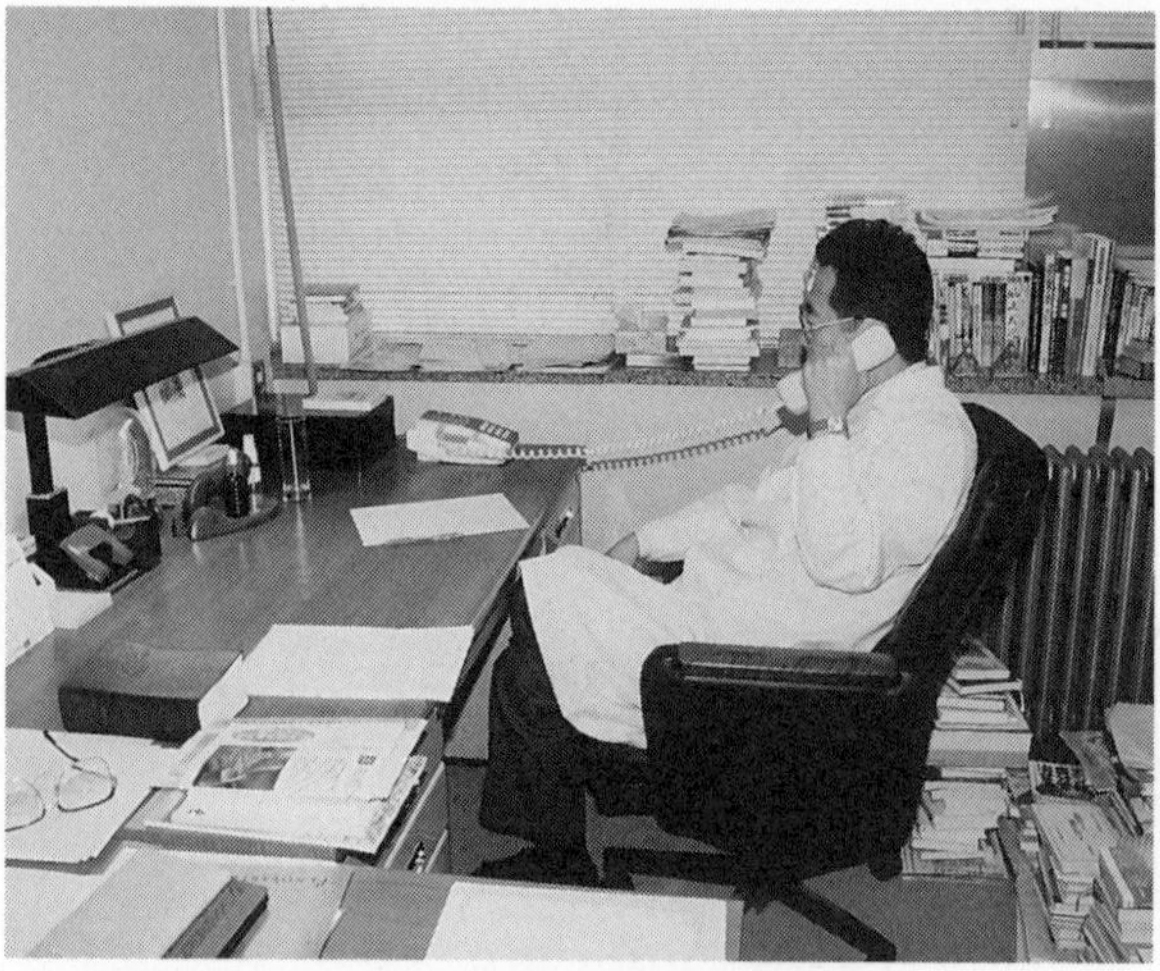
突然の患者さんからの問合せにも親切に応対する安保先生。

　私たちは日常の生活パターンは、ほとんど決まっています。たとえば、特別に徹夜したという場合を除いては、朝起きて夜になったら寝るという、だいたい同じような生活をおくっています。そうすると、血液のバランスもだいたい一定しています。日内リズムとか、四季それぞれの年内リズムはありますが、その差はプラスマイナス5%くらいです。

　自律神経をみると、1日の中で日中は交感神経が優位だし、夜は副交感神経が優位です。それにつられて顆粒球は日中多いし、リンパ球は夜間多いというリズムができています。そしてこの揺《ゆ》れによる差はせいぜい3％から5％の揺れです。この揺れは、上下きれいなリズムで、病気を起こす揺れではありません。病気が起こりやすくなるのは5％以上の揺れが生じたときです。顆粒球は54％から60％、リンパ球は35％から41％ぐらい。これぐらいの揺れは誰でももっています。

この顆粒球60％、リンパ球35％の比率がずれている人は、日常生活で無理をしているか、楽をしすぎているかの人です。顆粒球とリンパ球の割合は、かかりつけのお医者さんや検査を受け付けている病院に行けば調べてもらえます。簡単な血液検査でわかります。

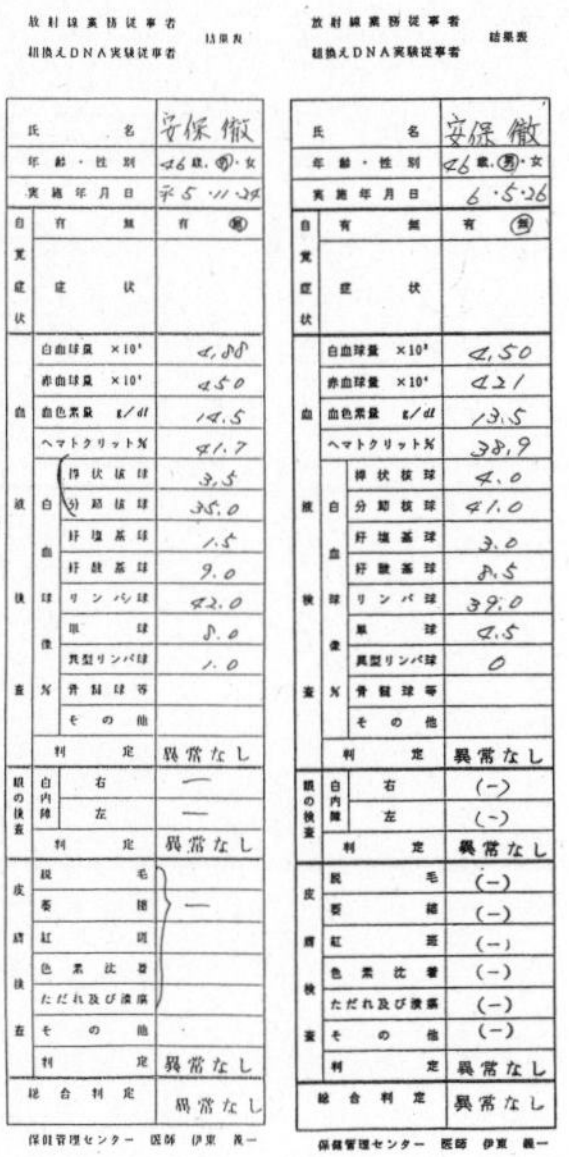

放射線業務従事者
組換えDNA実験従事者　結果表

氏名			安保徹
年齢・性別			46歳・男・女
実施年月日			平6・5・26
自覚症状	有無		有 無
	症状		
血液検査	白血球量 ×10³		4.50
	赤血球量 ×10⁴		421
	血色素量 g/dl		13.5
	ヘマトクリット%		38.9
	白血球像%	桿状核球	4.0
		分節核球	41.0
		好塩基球	3.0
		好酸基球	8.5
		リンパ球	39.0
		単球	4.5
		異型リンパ球	0
		骨髄球等	
		その他	
	判定		異常なし
眼の検査	白内障	右	(−)
		左	(−)
	判定		異常なし
皮膚検査	脱毛		(−)
	萎縮		(−)
	紅斑		(−)
	色素沈着		(−)
	ただれ及び潰瘍		(−)
	その他		(−)
	判定		異常なし
総合判定			異常なし

保健管理センター　医師　伊東　義一

放射線業務従事者
組換えDNA実験従事者　結果表

氏名			安保徹
年齢・性別			46歳・男・女
実施年月日			平5・11・24
自覚症状	有無		有 無
	症状		
血液検査	白血球量 ×10³		4.88
	赤血球量 ×10⁴		450
	血色素量 g/dl		14.5
	ヘマトクリット%		41.7
	白血球像%	桿状核球	3.5
		分節核球	35.0
		好塩基球	1.5
		好酸基球	9.0
		リンパ球	42.0
		単球	8.0
		異型リンパ球	1.0
		骨髄球等	
		その他	
	判定		異常なし
眼の検査	白内障	右	—
		左	—
	判定		異常なし
皮膚検査	脱毛		—
	萎縮		
	紅斑		
	色素沈着		
	ただれ及び潰瘍		
	その他		
	判定		異常なし
総合判定			異常なし

保健管理センター　医師　伊東　義一

安保先生のリンパ球、顆粒球のバランス。血液検査によって誰でも調べてもらうことができる。

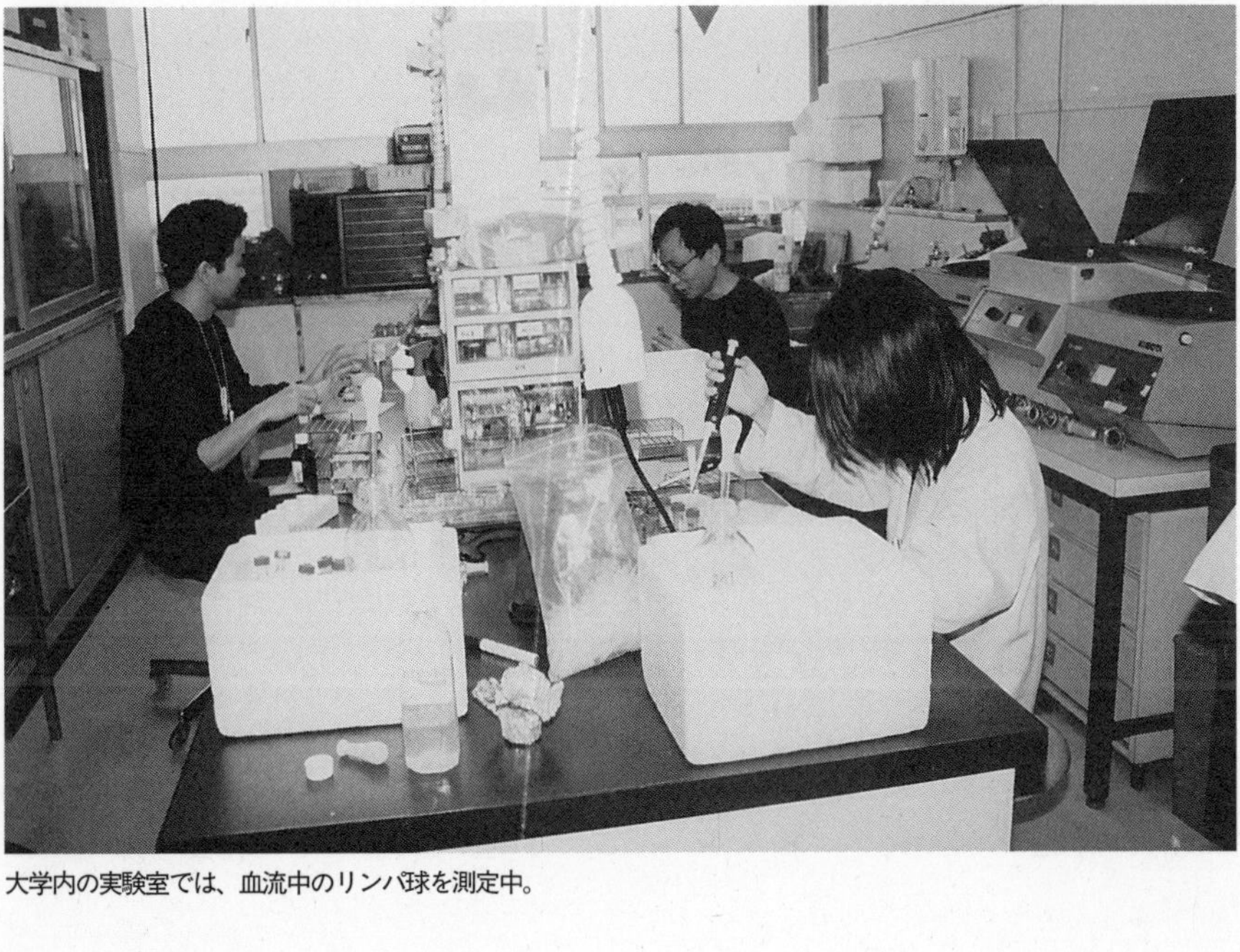

大学内の実験室では、血流中のリンパ球を測定中。

でも、こういう考え方は一般的にはないですからお医者さんが、顆粒球とリンパ球の割合を患者に伝えることはまずないでしょう。従来は、盲腸が悪化したとか、肺炎が起きたという指標にしか使っていなかったのです。どちらかに偏っていたら日常生活のスタイルを見直してみたらよいと思います。自分で管理できると思いますよ。

さて、安保先生と福田先生の監修の本に「奇跡が起こる爪もみ療法」（マキノ出版・日本自律神経免疫治療研究会編）があります。確かTBS「報道特集」で放映されたので、読者の多くの方々もご存知かもしれません。この「爪もみ」という、誰でもどこでも実践できる、自己治癒法と自律神経のリズムについて教えていただきたいのですが。

指先は神経、血管がたくさんきているので刺激が入りやすいわけですね。経絡《けいらく》（ツボ）の一番見つけやすい場所です。東洋医学で経絡の先端が爪の両脇だから、そこには鍼《はり》をさせば神経がたくさん集まっているので一番痛いです。でも、私たち一般の人は鍼をさせないから揉《も》むのです。１本の指につき約20回ぐらい、だいたい1回1秒ぐらいの早さでゆっくりと揉《も》んでください。刺激が入れば、血行がよくなります。手や指がポカポカします。もうおわかりと思いますが、血管を開くのは副交感神経で、副交感神経はリンパ球支配のため、結局、血行がよくなって免疫力があがります。爪もみは、副交感神経を刺激して血管を開いて血流を増やします。

薬指はふつうあまり使わないので、強く刺激するとむしろ痛みとして、ストレスになる頻度《ひんど》も高いから注意してください。薬指をもんではいけないと言うことはありませんが、刺激が入りやすい指なので注意してください。それと、爪もみは手だけでなく足の指も効果的です。

また、脈も自律神経の支配を受けています。普通の人だったら脈は1分間に50回から80回を上下しています。脈は日中に上がって、眠っているときは一分間に50回くらいまで下がる。日中仕事や勉強などでばたばたしているときは、80回ぐらいまで上がることもあるし、夕方になると下がり、眠るときには50回くらいまで下がる。また、スポーツすると脈が１００回から１２０回になることもあります。完全にきれいなカーブで営みにあわせて揺れています。

寝ているときは50回。動きまわっているときは80回。会話しているときは75回くらい、しゃべり終わると70回。多少揺れはあるけど、全体的にみればきれいなカーブです。だから、脈で自分の健康状態を知ることができるのです。

10人に1人くらいは、高い回数のところでリズムをつくっている人もいます。だから例外も少しはありますが、10人中8～9人くらいはだいたい同じです。脈の計り方は、手首の付け根で計ればわかりやすい。簡単な測定の方法は、「まず30秒間脈を計り、その測定値を2倍する」と1分間の脈拍となります。

低気圧がきているときは脈も少なくなります。私の場合は脈が、低気圧がきているときは64回ぐらいです。普通は70回くらいありますが、低気圧がきているときに少し体がだるい感じがするのはそのためです。雨のときも同じです。こうした自然界の揺さぶりを知ると、自分の感情もある程度コントロールできるようになります。誰にだってうつな気分になるときはありますし、妙にはしゃぎたくなるときもあります。そういうのが、全部日常のでき事で決められているのではなくて、こういう自然界の揺さぶりで起こっていることを知ることは大切なことです。これだと自分の気持ちを客観的に見つめられますから——。

ストレスの話が出ましたが、「泣ける人は病気になりにくい」とか「いつもにこにこ副交感」など、免疫力と心のあり方について先生は本の中に書いていらっしゃいますね。

ストレスとその対処法について少しお話しください。

ストレスというのは、かならず全身の血流障害を伴います。また、顆粒球が増えますから、化膿性の炎症も起きやすい状態になるわけです。また、ストレスは内臓の機能低下を生じさせやすいのです。内臓のほとんどの働きは副交感神経が支配していますから、当然、ストレスによって交感神経緊張が長時間続くと、消化管の働きは低下します。腸の蠕動《ぜんどう》運動は低下し便秘気味になります。内臓の変化は、顔色や表情にもあらわれます、健康な人が美しいことのちょうど反対ですね。

「泣ける人は病気になりにくい」という私の説は、涙が分泌現象で副交感神経支配なので悲しみを外に出すことはリンパ球を増やす反応といえるからです。しかし、私はストレスがすべて有害だとは思っていません。ストレスは人間の活力、エネルギーを引き出す源でもあるからです。

生きることを楽しむ、それは、笑い、喜びの感情にあふれている状態を表しますよね。免疫力を高めるためにリンパ球を増やしたい、そのときには大いに笑い、ゆったりした気持ちになることです。医学的にもそれは証明されています。また、やる気、希望は、心を豊かにし、免疫力にプラスとなるはずです。

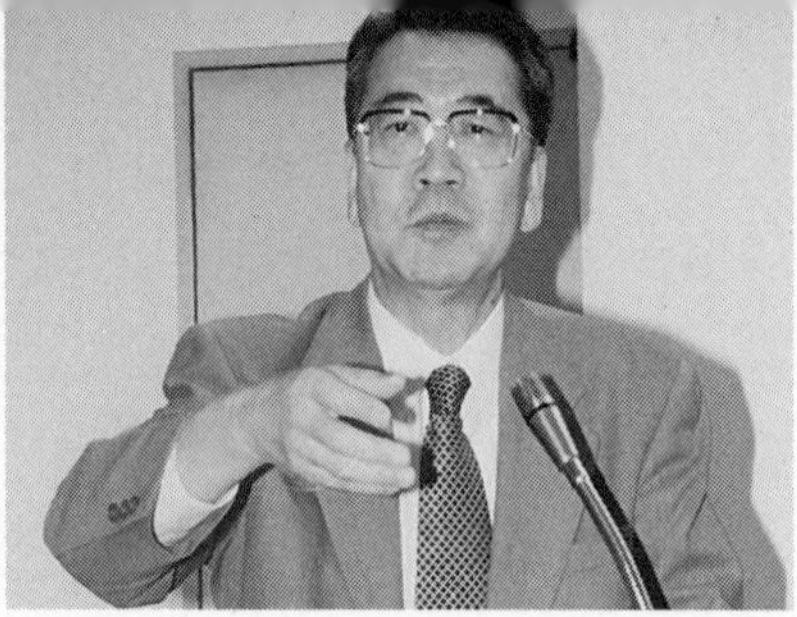

第５回日本自律神経免疫治療研究会で講演する安保先生。

がんを防御する方法は、具体的にどのような点に注意して生活したらよいのでしょうか？

ひとことで言えば、毎日の生活の中で免疫力を高めるようにしてゆくことだと思います。がんも出たり退縮したり、あるいは、なくなったりしますから。まず、具体的には副交感神経優位状態にあることです。従って、体が温かい、血流が良い、食事がおいしく食べられる。気分はゆったりストレスを少なく、楽しい生き方、ありがたいと感謝のできる毎日を送ることでしょう。そして、がんを避《さ》けるのは、働きすぎず十分な睡眠を心がける。心の悩みをいつまでも抱え込まない。腸の調子を活発に高める。血行を良くし薬づけは避ける。これは私の持論ですが、がん検診は受けないことです。そのかわり自己検診を心がけるようにしましょう。ふだんの生活で自分の体調をチェックするということが大切で、医者の手で熱心にがんを探すことは、やめた方が賢明です。

もし、思いあたる問題があったら、10日間ほど生活を見直して様子をみて、それでも体調が良くならなければ、初めて検診を受けるとよいと思います。例の、白血球のバランスを調べることや、脈拍を自分で計ることも忘れずに、と言いたいですね。

がんになってもあわてたりせず、誤った現代的な対症治療をしないことです。抗がん剤、放射線、手術などの治療をするより、副交感神経を優位にする方法を考えることが大切です。免疫力とは生命力です。それが自然治癒力です。

先生が実践していらっしゃる健康法を教えていただけますか？　何か秘訣がありましたらぜひ。

くり返しになりますが、健康とは何かというと自律神経が顆粒球側にもリンパ球側にも偏より過ぎないで、ある領域をバランスよくリズミカルに動いている状態です。日中十分に活動しないと、生活のリズムが崩れて夜によく眠れないというように、自律神経もリズムが大切です。交感神経緊張状態ばかりになると、命の持分を早く使い切ってしまうという感じになるので、ある程度忙しい人は休息を十分にとって、バランスを標準にもっていくように心がけると良いでしょう。もう一つ注意することは、病院で受ける薬はたいてい交感神経に緊張を残すような薬が多いのです。

たとえば、痛み止めとか、ステロイド、抗不安剤、睡眠薬もそうです、血圧を下げる薬も――。あんまり長期間薬を飲んでいる人は、みんなやつれてきます。ですから、長生きしたかったらあまり薬を飲まないことですね。

私がやっているライフスタイルは、仕事に負荷がかかりすぎないようにする、運動をきちんとする、食事に気をつけることの三つです。まず一つ目は、働きすぎにならないように注意すること、1日の仕事を夕方の5時とか6時ぐらいで打ち止めにするということです。それ以上やると、交感神経緊張状態の時間が長くなるからやつれてきて顔色も悪くなります。それから働くときには集中して働き、休むときは十分に休息をとるということです。すると、自律神経のリズムもバランスよくはっきりとしてきます。

二つ目は、私は必ず毎日体操をしています。体操は、理論的には日中が一番いいのですが、日中は活動のとき、仕事のときですから、朝と昼休みにやっています。今日も1時間、朝の散歩をしてきました。私たちは筋肉が発達した動物です、発達しているので、これも使わなければいけない。脳も発達したものは必ず使わなければいけない。

三つ目は食事に気をつけることです。食事は顆粒球、リンパ球に関係があります。特に、消化管は副交感神経支配ですから、消化管を刺激するような食べ物がリンパ球を増やせるわけです。従って、食物繊維の多い玄米とか、野菜とか、海藻、きのこ類を食べると良いでしょう。すべて、よくがんが治ったと大騒ぎしている食べ物類です。

これは、伝統食、粗食という傾向とも似ています。それから肉類は控えめが賢明です。肉は、腸管で腐敗する。たまに食べるくらいならいいですが、常食はおすすめできません。でも、タンパク質自体は大切だから、肉以外の納豆とか、みそとか、日本の伝統食で摂取《せっしゅ》したら良いのではないでしょうか。食物繊維も、きのこも、海草類も「不消化多糖類」と呼ばれています。これは、体で吸収・利用できない糖類のことで、この「不消化多糖類」が腸に入ってくると、なんとか消化しようと腸が働きだして蠕動《ぜんどう》運動が起こります。蠕動運動は、副交感神経支配ですので、リンパ球も増えて、従って便秘も解消できます。

これらのことを参考にして、皆さんも働きすぎ、運動、食事に十分気をつけて、1日のリズムをバランスよくつくることに心がけて日々生活をすれば、自然治癒力も十分に働いてくれることでしょう。

長い間ありがとうございました。次号もよろしくお願いいたします。

（次号に続く）

心が病気をつくる——

自己治癒力の高め方

日頃、心身症やストレス、免疫力というものを考究している立場から、自己治癒力を引き出す方法と、そのメカニズムをわかりやすく科学的に解説。内なるパワー、自己治癒力の秘密に迫る。

川村則行

（国立精神・神経センター心身症研究室長）

かわむら　のりゆき
1961年大阪市生まれ。医学博士。国立精神・神経センター、精神保健研究所心身医学研究部、心身症研究室長。東京大学医学部医学科卒業、東京大学医学部医学研究科大学院博士課程細菌学教室卒業。国立相模原病院を経て国立精神・神経センターに勤務。研究テーマは、脳による免疫制御機構の解明、及び、ストレスと心身症。著書に「自己免疫力を高める」（講談社刊）、「本当に強い人、強そうで弱い人」（飛鳥新社刊）など。

（155頁参照）

「病は気から」という言葉があるように、病気には気持ちの持ちようや精神状態がかなり関係しているらしいことは、多くの人が体験などから感じていることだと思います。心と体の関係は、医学的にも証明されているのでしょうか。

気

持ちが落ち込んだり、強いストレスのあったりするときは、体調も悪くなる。風邪を引きやすくなり、持病も悪化しやすくなる。そんな経験は多かれ少なかれ、誰にでもあるのではないでしょうか。心と体は別々のものではなく、互いに影響し合っていることは、これまでにもいろいろな研究から明らかになっています。

たとえば、米国カーネギー・メロン大学のシェルドン・コーエンという心理学者の研究では、強いストレスを受けている人は、そうでない人に比べ2倍も風邪を引きやすいことがわかっています。また、カリフォルニア州の住民4725人の健康状態を9年間に渡って調査したハーバード大学公衆衛生大学院のリサ・バークマンの研究によると、友人が少なく、社会的なつながりが希薄な人は、つながりが強い人より死亡率が2倍も高かったそうです。

このような実例報告は精神神経免疫学と呼ばれる領域の

ものです。精神神経免疫学とは、1970年代以降、研究が盛んになりました。心と神経系と免疫系の相互関係を探る学問で、平たく言うと心から脳、体へのつながり、体から脳、心へのつながりを解き明かす研究のことです。ベス・イスラエル・ディーコネス医療センターのハーバート・ベンソン氏の言葉を借りると「頭で考えたことが体に影響し、体を動かせば脳に何かが伝わる」ということになります。

人間には生まれながらに病気に打ち勝つ力が備わっています。自然治癒力とか自己治癒力などと呼ばれるものですね。私自身は、どちらかと言うと自己治癒力という言葉を好んで使っています。自分の中にある治癒力を意識し、他人任せにしないで自分自身で治していく。「自己」という言葉には、そんな積極的な語感が感じられるからです。ここでは自己治癒力という言葉を使って話を進めていきますが、もちろん、自然治癒力と置き換えたとしても差し支えはありません。

話を戻しますが、自己治癒力というものは、誰もがもともと持っている力です。たとえば、ちょっとした傷なら薬をつけなくても自然に治ってしまいますね。これも自己治癒力のなせる業です。このように小さな傷を修復する力なら誰にでも備わっていますが、なかには、がんまで治ってしまったという人もいて、いろいろな症例が報告されています。

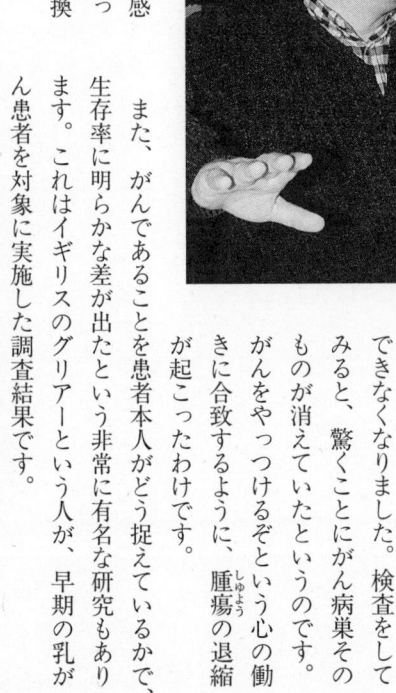

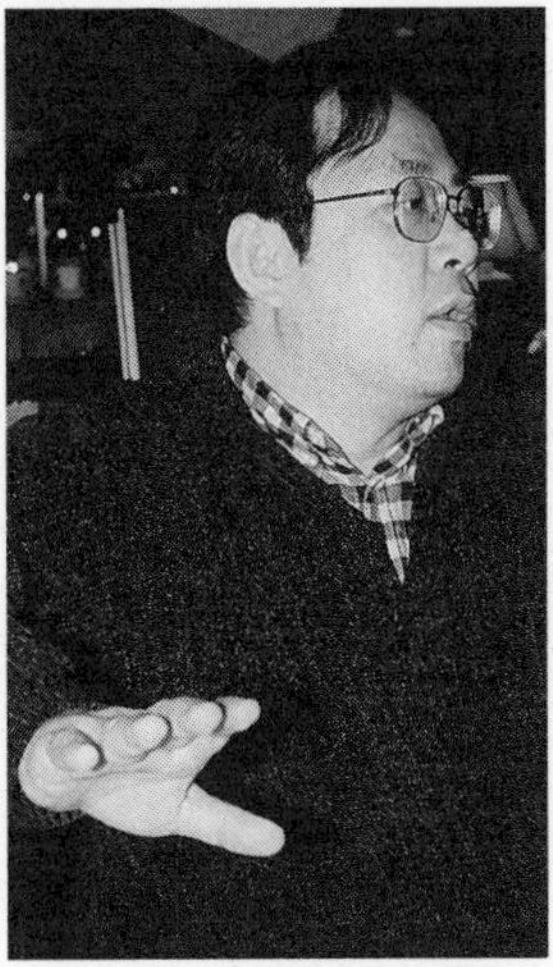

たとえば有名な実例に、脳腫瘍《のうしゅよう》を克服した少年の話があります。彼は自分の頭の中にあるがん病巣を黒い塊《かたまり》の敵に見立て、それを戦闘機で攻撃するというイメージを毎日くり返しました。すると、あるときから敵の姿がどうしてもイメージできなくなりました。検査をしてみると、驚くことにがん病巣そのものが消えていたというのです。がんをやっつけるぞという心の働きに合致するように、腫瘍《しゅよう》の退縮が起こったわけです。

また、がんであることを患者本人がどう捉えているかで、生存率に明らかな差が出たという非常に有名な研究もあります。これはイギリスのグリアーという人が、早期の乳がん患者を対象に実施した調査結果です。

がんの摘出手術後、患者の心理状態を調べたところ、次の4タイプに分類されました。第一のタイプは、「がんであっても前向きな気持ちを失わず、積極的に治療に取り組

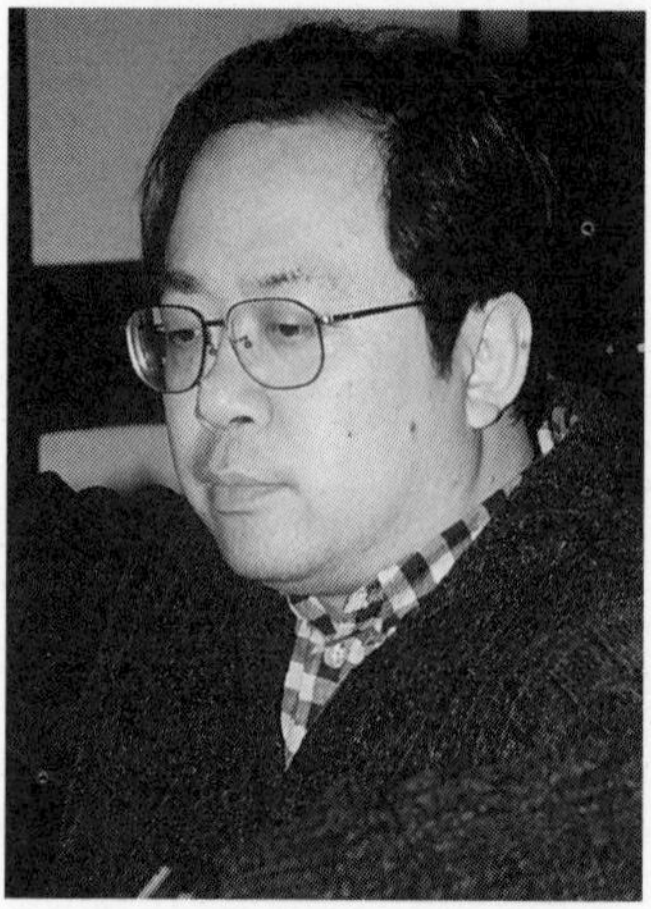

んで、がんに打ち勝とうとした人たち」。第二は、「自分はがんなんかではないと否認し、がんであるという現実から積極的に逃避しようとした人たち」。第三は、「がんであることを冷静に受け止めたが、すべては医者任せにし、その指示に優等生的に従った人たち」。そして第四のタイプが、「絶望的になり、四六時中恐怖心にさいなまれていた人たち」です。

さて、どのタイプの人の生存率が高かったと思いますか。結果は、最も高かったのが第一タイプの人たちで、続いて第二のタイプ、第三のタイプ、第四のタイプという順でした。つまり、がんに真っ正面から立ち向かい、希望を失わずに闘った人は生存率が最も高く、一方、絶望してしまった人は最も生存率が低かったのです。精神的状態がいかに自己治癒力を左右するか、それを如実に示す調査結果といえます。

自己治癒力とは、免疫力と同じと考えていいのですか？　また、実際に免疫力の強さを測定する方法はあるのでしょうか？

もともと体に備わっている治癒に関するシステムには、免疫系の他にも内分泌（ホルモン）系や細胞自体がもっている、壊れた細胞を元の正常な細胞に戻す自己修復能など、いろいろなものがあります。自己治癒力とは、そういった治癒システムのすべてを包括的に表現する言葉ですが、実際には主に免疫系の働きを表しているといっていいでしょう。

免疫系とは簡単に言うと、体内に侵入した外敵をやっつけるシステムのことです。外敵というのは細菌やウィルスなどの〈not self〉、つまり自己ではないもののことですね。血液やリンパ節のなかには白血球と総称される免疫系の細胞群があって、常に外敵の侵入に立ち向かっています。

白血球のなかには、リンパ球、顆粒球（好中球、好酸球、好塩基球）、マクロファージといったものがあり、それぞれが違った働き方をして外敵から体を守っています。つまり、これらの細胞の力を全部ひっくるめたものが、免疫力というわけです。

この免疫力が病気にならないように体を守ってくれているのは確かですが、では、それぞれ個別の細胞の働きを見たとき、どれがどのくらい病気の発症と関係があるのでしょうか。免疫細胞の力を調べる測定法は現在、数百とありますが、このうち病気の発症との関係が科学的に明確に実証されているのは、まだほんの少ししかありません。

たとえば、マクロファージという細胞は、体内に入ってきた抗原を食べて、その情報をリンパ球に伝える働きをしています。このマクロファージがあっちへ行ったりこっちへ行ったりと活発に動き回る力を「遊走能《ゆうそうのう》」と呼び、また体にとって異物である抗原を食べる能力を「貪食能《どんしょくのう》」といいます。遊走能も貪食能も検査で測定することができますが、その能力には個人差があり、高いほど病気にならないかというと、はっきりしたことは正確には解明できていません。研究室での実験レベルなどから言うと、高い方が体にいいに決まっていますが、では本当に私たちの体の中でそれが証明されているかというと、現段階では明確な科学的データはまだないというのが現状なのです。

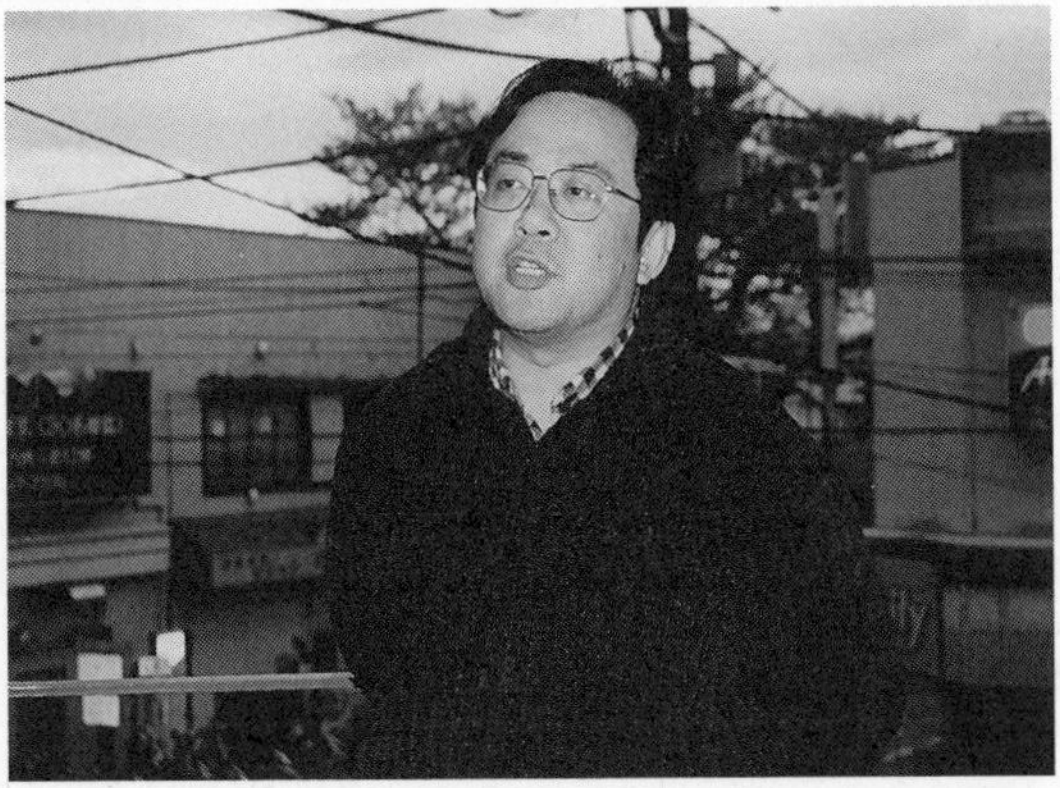

今のところ、数ある免疫細胞のなかではっきりと病気との関係が示されているのは、NK（ナチュラルキラー）細胞くらいです。NK細胞はリンパ球の一つで、がん細胞などを殺す作用があります。この活性を調べるときは、血液中からNK細胞を採取し、それをがん細胞と混ぜて、がん細胞を即座に何％殺したかを見ます。半分殺すことができれば、NK活性は50％ということになるわけですね。

さて、このNK活性はがんの発症と明らかな関係があることが、埼玉県立がんセンター研究所におられた中地敬《なかちけい》先生の研究で明らかになりました。3500人の住民のNK活性を調べて、「高い」「中くらい」「低い」という3グループに分け、その後11年間、追跡調査して発がん性との関係を調べたら、NK活性が「低い」人は「高い」「中くらい」の人に比べ、がんの発症率が2倍も高かったのです。この研究結果は、個人の免疫力の違いががんの発症リスクを左右することを示したもので、イギリスの医学誌『ランセット』にも掲載されました。

免疫力はどのくらいあるのか、あるいはどのくらい元気なのか、病気になりにくいのか。NK活性は、それを測る一つの指標といえます。もちろん、NK活性だけで免疫力全体を語ることができるわけではありませんが、一つの信頼できる指標とはいえるわけです。

このNK活性は誰でも調べることができます。かかりつけのお医者さんがいれば、そこで調べてもらうのも良いでしょうし、健康診断や人間ドック等で血液検査をする機会があったら、検査項目に入れてもらってもよいでしょう。ただし、くり返しになりますが、一つの指標にはなりますが絶対ではないということです。ただ単に数値が高い、低いということが、そのままがんの発症率が高い、低いということには必ずしもならないということはあらかじめ承知しておいてください。その上で、NK活性を調べるのは、自分の免疫力の状態を知る一つの指標になります。

私は今、どのようにしたら「病気にならない確率」を調べることができるか、という研究にも取り組んでいます。普通、健康とは病気でない状態と考えがちですが、たとえば今は健康でも明日には病気になる人もいます。あるいは逆に100歳まで生きる人もいます。つまり、健康のなかにもいろいろ差があるわけです。しかし、現在の健康診断では、病気になってからでしかわからないものが、ほとんどです。

そこで、健康というものを「病気にならない確率が高い状態」と定義し、それを測る方法はないかと考えています。まだ病気にはなっていないけれど、やがて病気になるかもしれない可能性、東洋医学で言う「未病」という発想と同じですね。これを西洋医学的な手法で測定できないものか、と考えているわけです。NK活性は、それを測る指標の一つですが、これだけでは不十分なので、他にどんな指標が可能か、これから研究を進めていきたいと思っています。

自己治癒力や免疫力を左右する要因はいろいろあると思いますが、ストレスの影響も大きいのでしょうか? また、このストレスについても説明していただけませんか?

ストレスという言葉はもともと物理学の用語で、物理的な歪《ひず》みを表します。枕でも豆腐でも、押せばへこ

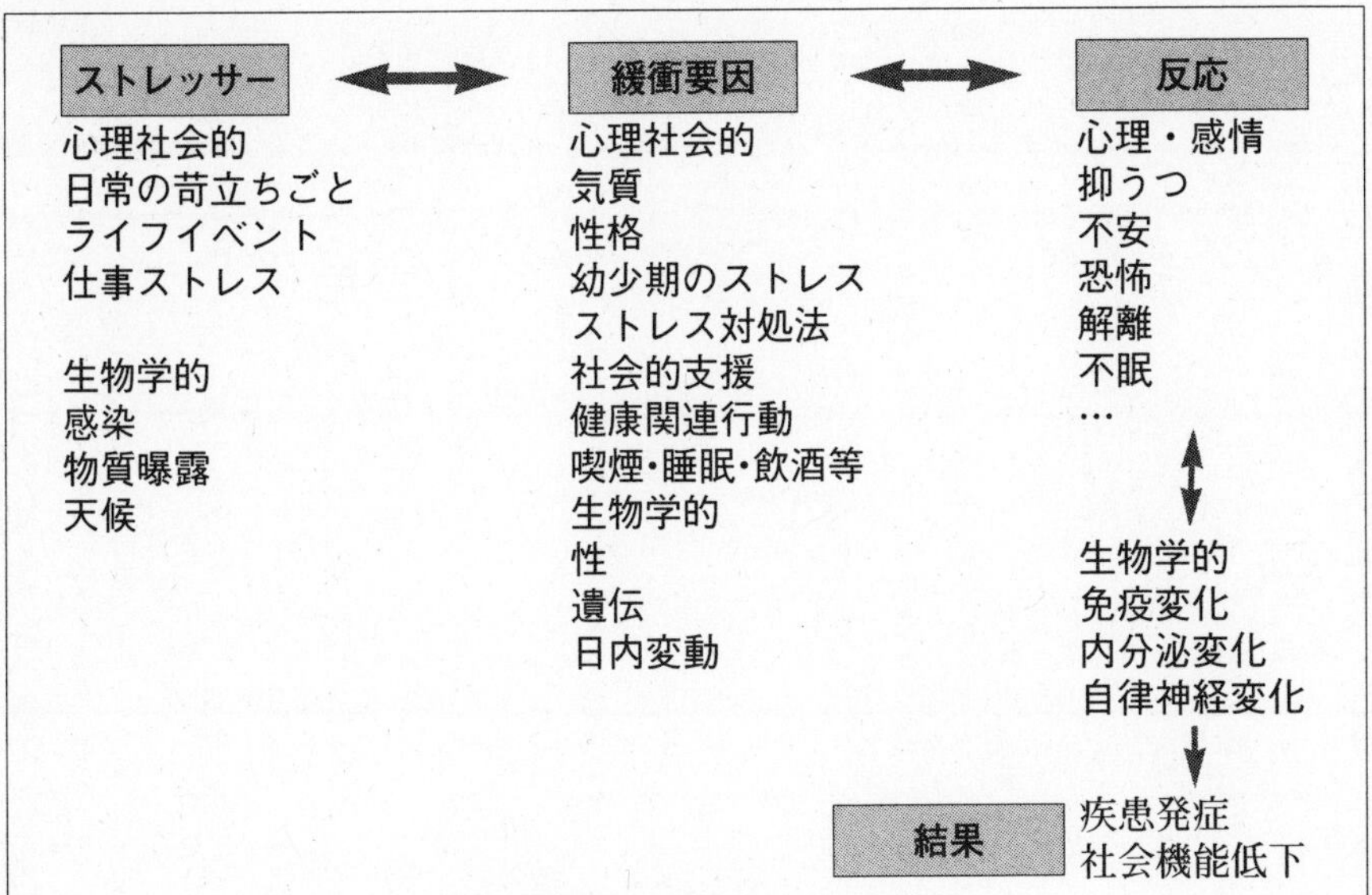

[心理社会生物学的モデル]

みますね。このへこみがストレスです。この概念を医学に当てはめたのがカナダの生理学者ハンス・セリエ氏で、心の歪みや体の歪みなど、生体内部に過度な緊張や不安が生じた状態をストレスと呼ぶようになりました。

勘違いしやすいですが、外界から受ける刺激のことはストレッサーと言います。ストレスを生じさせるものという意味ですね。そして、そのストレッサーに対して生体や精神がどのように反応するか、それを表しているのがストレスという言葉です。

一般にストレッサーには、生物学的なものと心理社会的なものがあります。生物学的なストレッサーには、細菌やウィルスなどの感染、天候、毒物や粉塵《ふんじん》、タバコといった有害物質にさらされることなどが挙げられます。また心理社会的ストレッサーには、配偶者の死や離婚、経済不況、家の購入といった人生における重大なでき事（ライフイベント）、それから職場での人間関係や通勤時間が長いといったことから来る日常的なイライラなども含まれます。

そして、このようなストレッサーを受けることで、心に不安や恐怖、抑《よく》うつなどの反応が起こったり、あるいは免疫力やホルモン、自律神経の変化などの身体的な反応が起こったりすることがあります。この反応がストレスです。

配偶者の死や離婚、上司との喧嘩《けんか》、長い通勤時間といったストレッサーが多いほど、免疫力の指標となるNK細胞は減っていくことがわかっています。また感情を押し殺したり、憂鬱《ゆううつ》な気持ちや将来に希望が持てない気持ちでいたり、人に会うのがおっくうだというような精神状況でも、NK細胞は減少します。あるいは攻撃性や怒り、競争心の強い人は、それ自体がストレスを生む結果となり、心臓病になりやすい傾向があることもわかっています。

ストレスは免疫力を低下させ、病気の発症や悪化を促進させる原因になっているわけですが、ただ、ストレッサーが大きいほどストレスも大きくなるかというと、必ずしもそうとは言えません。仮にストレッサーが小さくても、その受け止め方次第では、ストレスが2倍にも3倍にも大きくなることがあります。逆に、ストレッサーが大きくても、受け止め方によってはストレスを小さく抑えることもできます。たとえば職場にライバルが出現して競争が激しくなったが、かえってやる気が出て業績が伸びたというケースもありますね。こういう場合は同じストレスでも、よいストレスだといえるわけです。

ストレッサーをどう受け止めるか。そこには個人の気質や性格の他に、家族や友人など自分を支えてくれる人がいるかどうかといった点も大きく影響しています。こういったファクターは「緩衝《かんしょう》要因」と呼ばれています。ストレッサーからの衝撃を和らげてくれるクッションのような存在ですね。つまり、ストレスというものをモデル的に考えると、ストレッサー→緩衝要因→反応という流れがあるわけです。

ここで大事なのは、外部からのストレッサーは自分の意志や願望とは関係なしに入ってくるので避けるのは困難だが、緩衝要因の方は自分次第でいかようにも変えられるという点です。先ほどのライバル出現というストレッサーも、それを自分が一層奮起するきっかけにするか、あるいはもうダメだと意気消沈してやる気を喪失《そうしつ》してしまうかは、本人次第です。要するに、「ストレッサーをよいストレスにするか、悪いストレスにするかは、緩衝要因である本人の受け止め方にかかっている」と言っても過言ではないのです。

ストレッサーをよいストレスにするか、悪いストレスにするかは、気持ちの持ち方や心のあり方が、とても大切だということですね。

その通りです。ストレスに押しつぶされて健康まで害してしまう人は、普段から自分をいじめるような思考を無意識のうちにしている傾向があります。小さなストレッサーをわざわざ何倍にも膨《ふく》らませるような受け止め方をしているんですね。心療内科にはストレスが原因で不安感や抑うつ状態が強くなったり、いろいろな身体症状を訴えたりする患者さんがたくさんやってきますが、この方たちに共通していえることは、ストレスへの対処の仕方が下手だということです。

ある女性の患者さんは、ちょっと動くと疲れて仕事にも家事にも支障をきたす、すぐに風邪を引く、気持ちも落ち込んで何もする気がしないということでした。NK活性を調べてみたら、なんと4%しかありません。これは私がこれまでに測定した人の中で一番低い値でした。これだけ免疫力が低下しているのですから、すぐに風邪をひき、一度かかったらなかなか治らないというのも、うなずけます。ちなみにNK活性は個人差が大きいですが、平均的な数値はだいたい40~50%といったところです。私が知る限り、最も高かったのは75%でした。

さて、この女性患者さんにいろいろ話を聞いてみると、わざわざストレスを大きくしてしまうような思考をしている傾向がありました。たとえば、もう終わってしまったことなのに、何度も何度も思い出してはくり返し悩んでいる。現実的には実行不可能なことなのに、それをできない自分をいつまでも責め続けている——。これではストレスがどんどん大きくなってしまうのも無理はありません。

このようなマイナス思考は、脳のなかの「罰系《ばっけい》」と呼ばれる神経領域を刺激し、健康にもよくない影響を及ぼしてしまいます。脳の中には神経細胞が複雑に張り巡《めぐ》らされ、情報伝達のネットワークが形成されています。このうち快感や満足感、やる気などのプラスの感覚を感じる領域を「報酬系《ほうしゅうけい》」、逆に不快や苦痛などのマイナスの感覚を感じる領域を「罰系」といいます。「報酬系」と「罰系」の分布を図で表すと、79のページの図のようになります。

報酬系は、脳の中の外側視床下部、視床、内側前脳束、腹側中脳、尾状核という部位にあり、A10神経という神経細胞の集団が関わっています。この神経が刺激を受けると、ドーパミンやβエンドルフィンといった神経伝達物質が分泌されて、いろいろな神経を興奮させ、快感や満足感などの感覚が生まれるのです。

一方、罰系は視床下部後側部、視床下部内側部、視床背内側核、海馬回下内側部、内側毛帯という部位にあって、A6神経などの神経細胞の集団が関与しています。この神経に刺激が伝わると、今度はノルアドレナリンなどの神経伝達物質が放出され不快な感情が生まれることになります。

つまり、報酬系を刺激されるか、罰系を刺激されるかによって、脳内で分泌される神経伝達物質も異なるし、生まれる感情もまったく違ってくるということなのです。

しかも、身体に与える影響も異なっています。報酬系が刺激されると、交感神経の働きが落ちて、もう一つの自律神経である副交感神経が優位になります。すると、心臓の拍動が遅くなる、末梢《まっしょう》血管が広がる、血圧も少し下がる、筋肉もゆるむ、消化器系の働きが活発になるといった変化が現れてきます。一言で言うと、リラックスした状態になるわけですね。そして、こういう状態にあるときは免疫力もアップすることがわかっています。

他方、罰系が刺激されると、どうなるでしょうか。今度は交感神経が優位になって、心臓の拍動や呼吸が速くなり、末梢血管が縮み、血圧が高くなったり、汗ばんできたりし

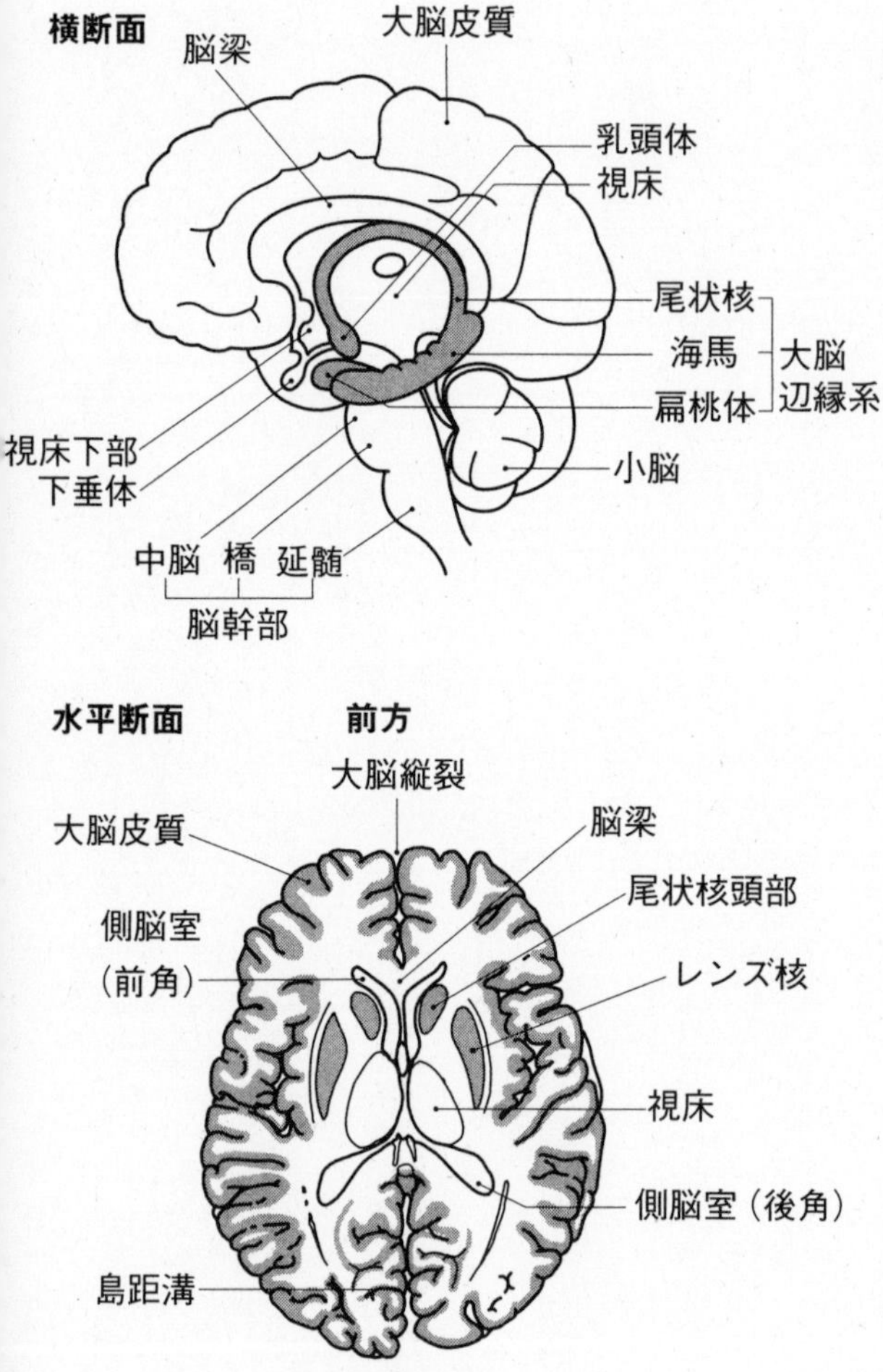

脳の各部位

ます。つまり、リラックスできない状態が生まれ、免疫力の低下も招いてしまいます。心が不快や苦痛を感じるときは、身体の方もそれだけ痛めつけられているということです。

同じストレッサーでも、それを心がどう受け止めるかで、よいストレスにもなれば、悪いストレスにもなるとお話しました。また、悪いストレスは心身にダメージを及ぼし、病気の発症にもつながることにも触れました。このことは脳の報酬系と罰系の仕組みを考えると、よりわかりやすいのではないでしょうか。

先に乳がんの患者さんが、がんであるという事実をどう受け止めたかで生存率に差が出たという報告を紹介しました。がんになっても希望を失わず、病気と真っ正面から闘った人が、一番生存率が高かったのは、「がんになんか負

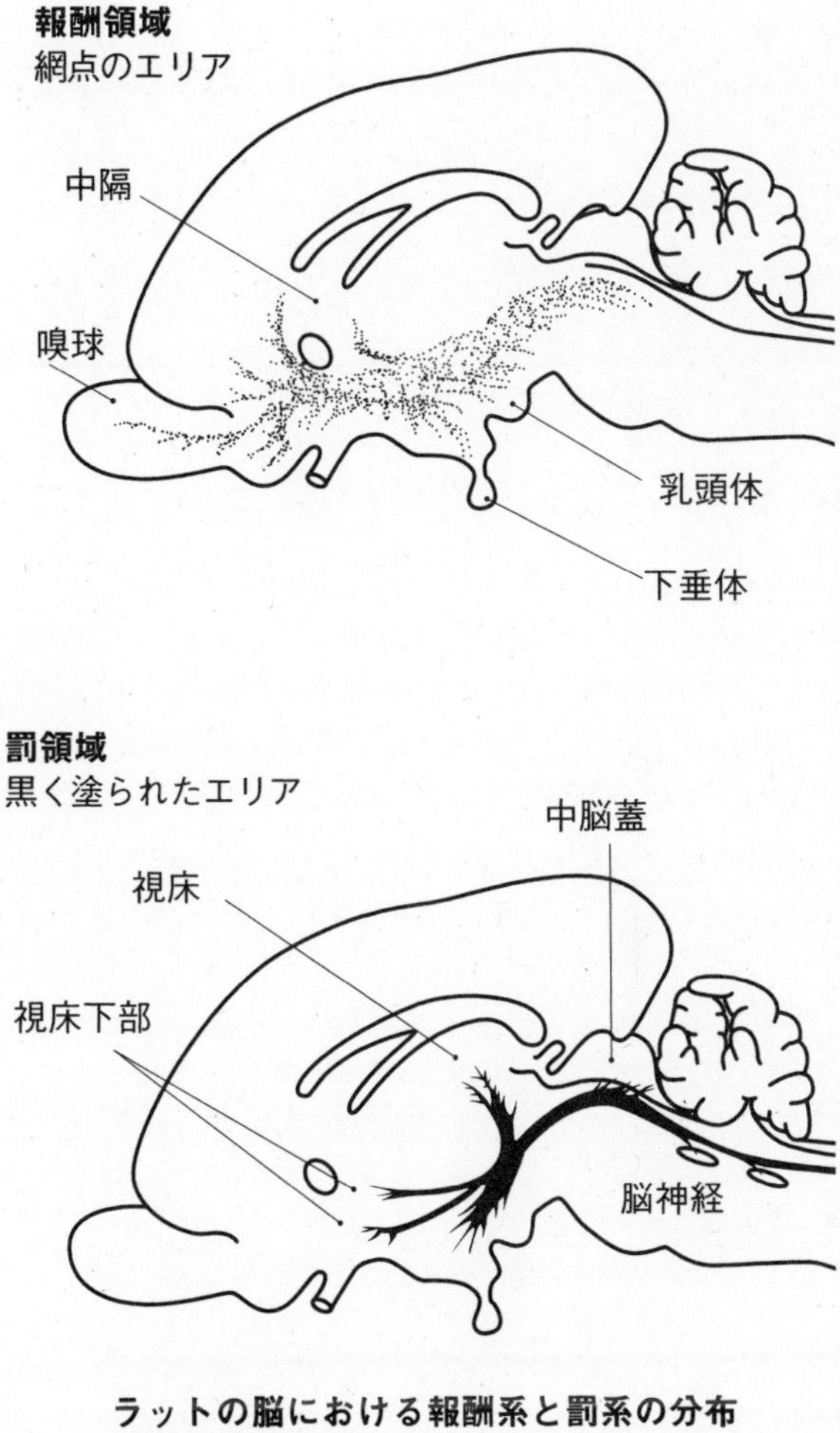

ラットの脳における報酬系と罰系の分布
（PRIBRAMより）

けないぞ」と思う前向きな気持ちが報酬系を刺激し、免疫力を高めることにつながったのだと考えられます。反対に、生存率が最も低かったのは、常に絶望感と恐怖心にさいなまれていた人たちでした。この場合は罰系を刺激し続けたことで、免疫力の低下を招いてしまったと解釈できます。

実際、こんな実験結果もあります。大阪の伊丹仁朗《いたみじんろう》医師が、がん患者さんたちを吉本新喜劇に連れていって、観劇の前後でNK活性を調べました。すると観劇直後には、NK活性が前より高まっていたのです。ご存じの通り、吉本新喜劇というのはお笑いです。舞台で繰り広げられる喜劇を観て大いに笑ったことが、NK活性のアップ、つまり免疫力を上げることにつながったわけです。笑いは、まさしく報酬系への刺激です。

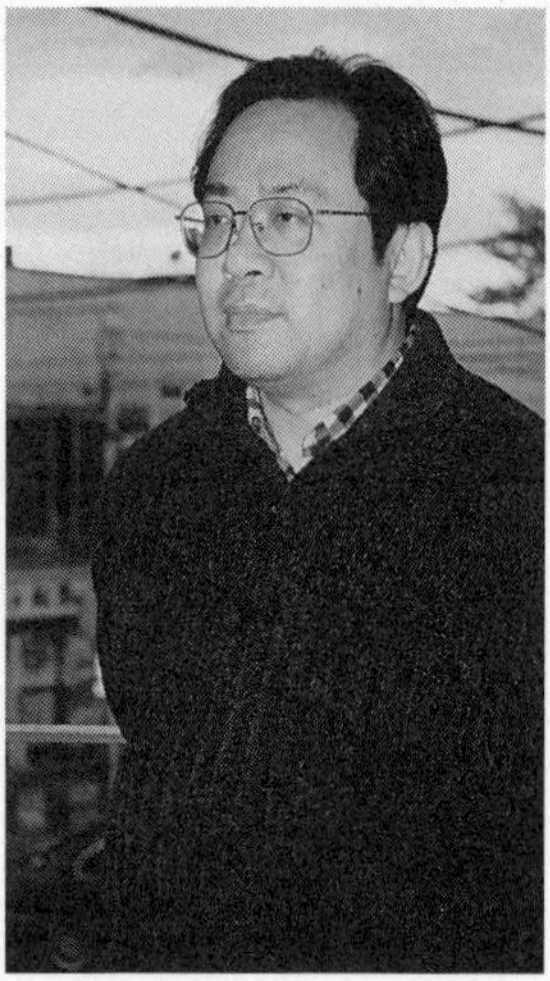

このように考えていくと、自己治癒力や免疫力を高めて心身共に元気で生きていくには、できるだけ報酬系の刺激を増やして、罰系の刺激は減らしていくことが大切だということがわかってきます。

報酬系への刺激が増えると自己治癒力が高まるということですが、私たちが日常生活で自己治癒力を高めるためにできる具体的なことはありますか?

まずは「自覚すること」が大切だと思います。どういうことかというと、罰系を刺激するより報酬系を刺激した方が心身共に利点が多い、そのことをまずはしっかりと自覚するということです。そして自覚したら次は「決意すること」です。つまり、自分自身の心や体をチクチクといじめる罰系刺激をやめるぞ、と強く思うことですね。

たとえば、非常に信仰心の強い家庭に育ったある患者さんは、「自分はダメな人間だ」という気持ちが根強く、罪悪感に悩んだり、自分を責めたり、悲観的な考えに支配される傾向がありました。そこで治療の過程で彼には次のようなことを話しました。「そのような考え方は罰系を刺激するだけで、心にも体にも何のプラスになりません。だから、自分を責めたり罪悪感に悩んだりすること自体を断念してください。断念すると決意してください。そして、できるだけ自分のいいところをみるように努力してくださ い」と。

彼もこちらの言うことを理解して、そのように努めようとしてくれました。しかし、しばらくはうまくいきますが、またすぐに元の悲観的な思考に逆戻りしてしまいます。ものの考え方というのは習慣ですから、一種の条件反射のような面があります。意識的に変えようと思っても、そうすんなりとはいきません。ですから彼の場合は、元の思考に戻ったら、また断念すると決意して、思考をポジティブな方向に修正するということを何度もくり返すわけです。

そうやって何度もトライしていると、悲観的な思考をするときより、ポジティブな思考を心がけたときの方が、元気が出るし、毎日も楽しいということが実感としてわかるようになります。ポジティブな思考が、だんだん習慣化してきます。これは小学生が算数や漢字のドリルを練習するのに似ています。初めは問題を解くのに時間がかかるが、何度もやっているうちにスラスラできるようになる。彼も何度も何度もくり返しているうちに、「だんだんその気になってきた」と話していました。ここまで来たら、後はもう少しです。

報酬系と罰系という神経領域は、人間だけでなく動物にもあります。快・不快という感覚は、それだけ生き物として基本的な感情だということですね。ただ、人間と動物で決定的に違うのは、人間の場合、報酬系と罰系が理性や知性を司《つかさど》る大脳とつながっている点です。つまり、意志の力が、報酬系を刺激するか、罰系を刺激するかを大きく左右しているということなのです。

たとえば、「良薬口に苦《にが》し」という言葉があります。「苦い！」という情報は、普通なら罰系を刺激しますが、もし「苦いけれど、体にいい。これで元気になれるんだ」と思えば、どうでしょうか。苦くても決して罰系を刺激することにはなりません。考えようによっては、報酬系すら刺激できるようにもなります。要するに、罰系刺激でも報酬系刺激に転換することができるのは、他でもない大脳の働きによるということなのです。私たち人間は、意志の力でどちらを刺激するかを選択できるということです。

ものは考えようです。たとえば「自分だけ、なんでこんな目に遭《あ》わなくてはならないんだ」とつい思ってしまうような状況でも、「これは人生が自分に与えた試練なのかもしれない」と敢《あ》えて考えるようにしてみます。あるいは「自分の身の上に起こることは、すべていいことなんだ」と、現実を肯定するようにしてみます。そのようにして、意志の力で罰系を刺激しないよう心がけることが、とても大切なのです。

脳内の神経ネットワークの回路は、たくさん使えば使うほどアクティブになってきます。逆に、さほど使わない回路は、そのうちあまり働かなくなっていきます。報酬系や罰系の回路でも同じことが言えます。報酬系への刺激を増やせば、報酬系へとつながるネットワークがどんどん開拓されますし、罰系への刺激を減らせば、罰系へとつながるネットワークはいずれ廃《すた》れていきます。脳の中の配線が変わるのです。

このように大脳の力、つまり意志の力で生き方を変えていくには、自我の強さ、心の強さが必要です。ストレスに負けてしまいがちな人は、そもそもこの自我があまり強くないということが言えるでしょう。一朝一夕《いっちょういっせき》に自我を強くすることはできませんが、ただ、どんな状態が自我の強い状態なのかを知っておくことは重要です。これは、いわば前述の「ドリル問題」を反復練習しながら解くうえでの〈公式〉にもなるからです。

自我の強さには、次の5つの構成要素があります。

1　主体性があること＝これをしたい、あれをしたいと思う気持ちがはっきりしていて、かつ能動的にやろうとすること。人にお伺いばかり立てている人は、当然ながら主体性は鍛《きた》えられません。

2　自我の防衛機能があること＝自分を守る力があること。病気になるまでがんばらない、困ったときは周りの人に助けてもらうといったことも、立派な自我の防衛機能です。

3　衝動統制がとれること＝欲求のまま後先考えずに行動するのではなく、自らをコントロールできること。一言で言うと、我慢ができるということです。

4　欲求不満耐性があること＝慢性的に何か満たされない思いがあっても、それに耐えられること。耐えねばならないときは、じっと耐えられる忍耐力を持っているということです。

5　現実検討能力があること＝自分が置かれた状況を理性で把握できること。うまくいかないときは、なぜうまくいかないかと考え、打開策を模索する。自問自答をすることです。

以上の5つのファクターが、強い自我、強い心を作るには欠かせません。これらが備わっている人は、間違いなく強い心の持ち主といえます。しかし、現実にはこれらが全部備わった人など、そう多くはないでしょう。肝心なのは、これら5つのファクターと自分自身を照らし合わせながら、自分には何がどの程度あるのか、あるいは足りないのかを知ることです。そして、足りないところがあれば、その部分をできるだけ強化していくことです。ドリル問題を解く際の〈公式〉になると表現したのは、自分自身を知り、変えていく指針になるという意味からです。

さきほど、NK活性が4％だったという女性患者さんの例を紹介しましたが、彼女にもこれらのことを説明し、ことあるごとに自分自身の内面と照らし合わせてもらうようにしました。たとえば、「ストレスだ、ストレスだ」と言っているが、「それは本当にストレスなんだろうか」と再度検討してもらいます。すると、自分が思っていたほど大きなストレスではなかったと気づくことも少なくありません。また窮地《きゅうち》に立たされたときは、家族や信頼できる友人など、誰か助けてくれる人がいるのではないかと考えてもらいます。助けを求めるのは弱いからではない、むしろ強い心があるからこそできる自我の防衛機能なんだ、ということを思い起こしてもらうわけです。

そうやって1年ほど治療を続けたところ、彼女のNK活性は4％から12％へと上昇していました。以前のように風邪を引かなくなった、引いても長引かなくなった、仕事や家事もできるようになったと、ご本人も元気になったことを実感しています。周りの環境は前と変わっていませんが、ストレスへの対処能が上がったことで、心も体もずいぶん元気になれました。

NK活性は心の状態に敏感に反応します。年齢にも関係なく変化します。最近、私たちは平均年齢74歳の人たちを対象にした研究結果をまとめました。「自分は社会的支援を受けているんだ」と認識することで、NK活性が上がったという内容です。

社会的支援というのは、たとえば家族や配偶者、親戚、友人といった自分を支え助けてくれる存在のことです。人間は本来、そういった存在に支えられながら生きているものですが、ともするとそのことを忘れ、自分一人で悩み苦しんでしまうことがあります。助けを求めれば助けてもらえるのに、それをしようとしないこともあります。

この研究では、高齢者の方々に集まってもらい、集団カウンセリングのようにいろいろ話をするなかで、社会的支援の存在を認識してもらいました。「自分は一人ではないんだな」「いざとなったら助けてくれる人がいるん

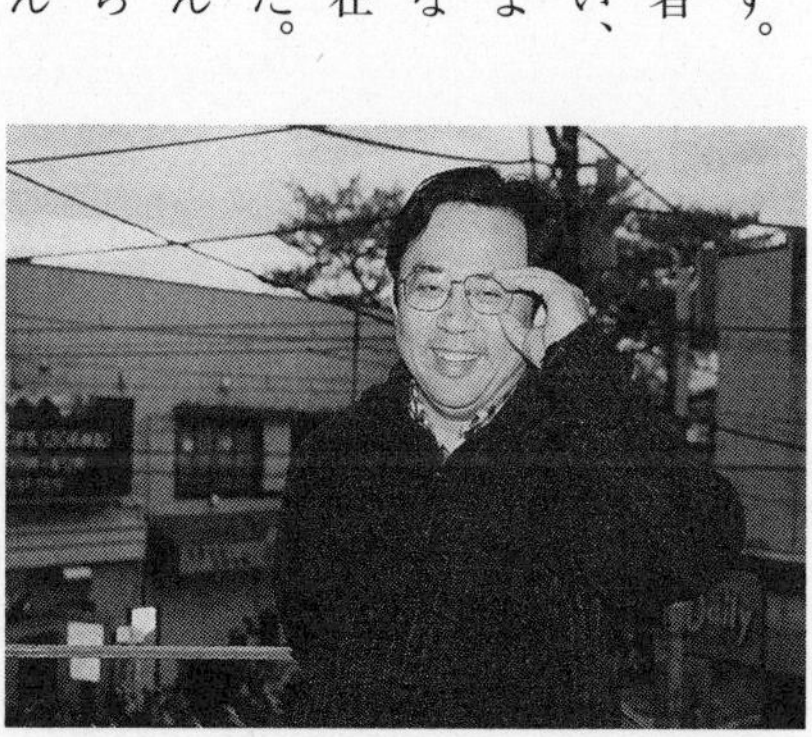

だな」ということを、他者との交流の中で今一度認識してもらったわけです。

そしてNK活性を調べところ、その数値は社会的支援を認識する前に比べ、平均で15％上がっていました。周りの環境は以前と何も変わっていません。ただ、気持ちの持ちようが変わっただけで、免疫力がこれだけ高くなったのです。何歳になっても健康になることは可能なのです。

私は心療内科という立場で、心身症という病気の患者さんを多く診《み》ています。心身症というのは、心の病気である精神病とは異なり、ストレスなどの心の影響によって体の病気が出てきたり、悪化したりしてしまうものです。「心身」という言葉通り、心と身が複雑に絡《から》み合った病気です。

世の中にはいろいろな病気がありますが、主な病気はすべて心身症である、といっても過言ではありません。たとえば、アレルギー疾患、高血圧、狭心症、心筋梗塞《しんきんこうそく》、胃潰瘍、糖尿病、慢性関節リウマチ、メニエール病、自律神経失調症、更年期障害、摂食障害、円形脱毛症、難聴、頭痛、肩こり、腰痛、不眠症――。心身症として起こりうる病気は、たくさんあります。もちろん、心の問題がなくてもこれらの病気は起こりますが、程度の差こそあれ、心の状態やストレスの影響を受けやすい病気であることは事実です。つまり、心が病気をつくるという現実があるわけです。

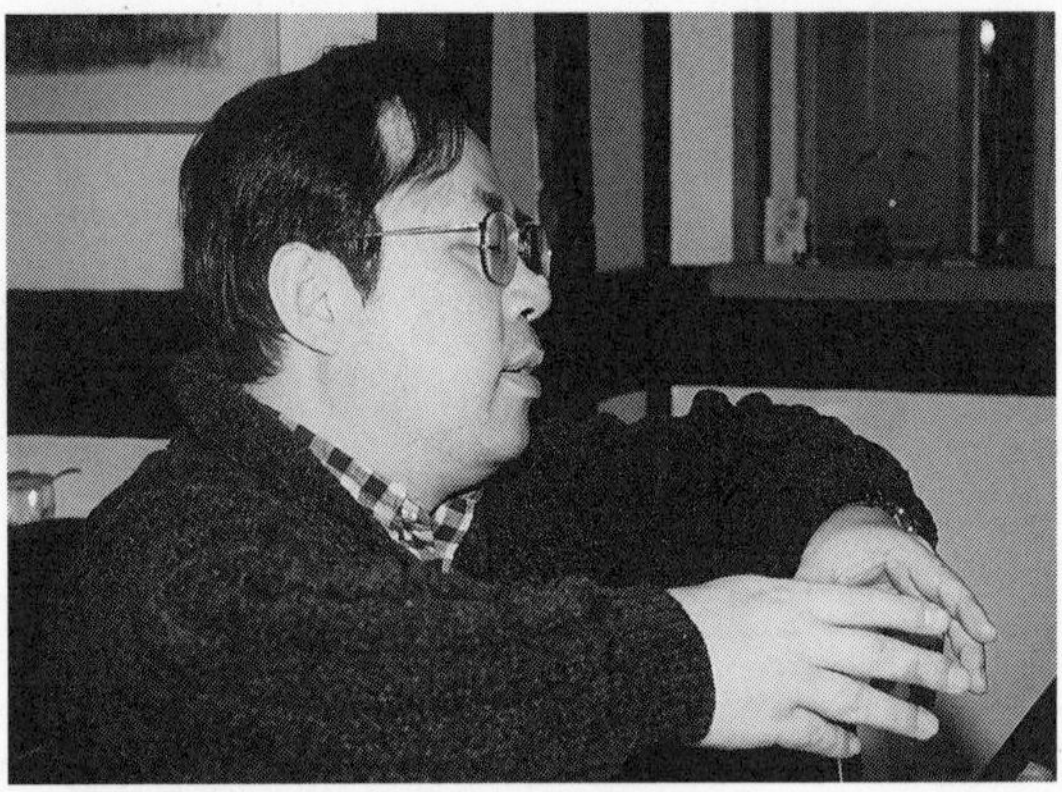

しかし、このことは裏を返すと、心の状態を変えることで病気を克服したり、軽くしたりすることも可能だということです。つまり、病気は心で治るとも言えるのです。

人生の主人公は自分自身だとよく言われますが、これは病気に対しても同じです。病気を治すのは、つまるところ自分自身、健康をつくるのも自分自身。そういう気持ちになったとき、自分でも驚くほどの力を発揮するのが、自己治癒力なのです。自己治癒力は誰にでもあります。そして、それを高めることができるのは、あなた自身の意志と心だということを忘れないでいてほしいですね。

文・構成／佐田節子

特集③

代《だい》替《たい》療法とその治癒力

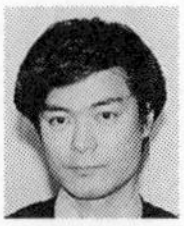

Junji Watanabe
渡辺順二
（赤坂ロイヤルクリニック院長）

「癒しのホメオパシー入門」

1963年生まれ。東京医科歯科大卒。赤坂ロイヤルクリニック院長。日本人の医師として初の英国ホメオパシー医学協会、及び英国ホメオパシー学会認定のホメオパス。

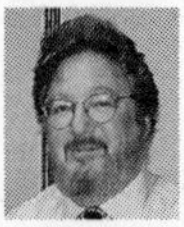

O. Carl Simonton
カール・サイモントン
（がんのイメージ療法の創始者）

「からだ・こころ・スピリチュアリティの調和」

オレゴン医学大学卒業。がんカウンセリング研究所設立。サイモントンがんセンター（カリフォルニア州）設立。心理社会腫瘍学、精神神経免疫学においては先駆者的存在。

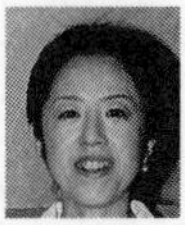

Chikako Kishihara
岸原千雅子
（ＮＰＯ法人日本ホリスティック医学協会事務局長）

「代替療法の種類と基礎的ガイド」

NPO法人日本ホリスティック医学協会事務局長。お茶の水女子大学卒業。国際ＩＦＡ認定アロマセラピスト。アロマテラピートリートメント&ケアルーム・アルケミア代表。

癒しのホメオパシー入門

渡辺順二（赤坂ロイヤルクリニック院長）

自然治癒力を引き出し、心身のあらゆる症状に対応できるホメオパシー療法。西洋医学だけの医療に疑問を感じ、日本人医師として初めてホメオパシー医（ホメオパス）になる。その効果と療法をわかりやすく解説。

ホメオパシーとの出会い

私は、高校生の頃「古典型偏頭痛」というやっかいな偏頭痛に悩まされていました。これは、急に目の前がまぶしくなって、視野が狭くなり、こういう状態が1、2時間続き、そして回復と同時にすごい頭痛と吐き気がまた何時間も続くという症状です。

当時、東京医科歯科大学の付属病院に行って、内科、神経内科、眼科などあちこちで診てもらいましたが、診断がつかない。診断がつかないから薬も出せない。よくわからないままで帰されたわけです。そういう症状に悩まされていました。それが断食を1週間実行したら、それ以来、このやっかいな症状が発病しないのです。すっかり治って、以後まったく起きないです。これは不思議でした。

また、それ以前、中学生、高校生の頃に、ひざの裏側に水がよくたまってしまい、このときも東京医科歯科大学の付属病院に行って注射器で抜くわけです。でも、またすぐたまる。そしてまた注射器で抜く。きりがない――。あるとき、田舎のおばあさんが、マンジュシャゲ（彼岸花《ひがんばな》）の根っこをすって、ひざではなく足の裏に塗っておけばすぐひくからと教えてくれて2日くらい湿布しておいたら、すぐに水はひいて再発しない。なぜか、西洋医学では治らなかった病気が、代替療法ですっかり治ってしまった。こういう体験が、私にはありました。

このように、私自身が西洋医学でないところで恩恵をこうむっていたので、最初から西洋医学だけではダメだなぁと、なんとなくは感じていました。そのときはホメオパス（ホメオパシー医）になるという確信はありませんでしたが、西洋医学でないところで医者としてできることがあるだろうという漠然《ばくぜん》とした気持ちはありました。

また、中学生のときに野球少年で手首を慢性的に痛めてしまいました。この痛みが西洋医学ではなかなか治らなかったのですが、当時、東京にあった平井医院という病院でホメオパシー薬を処方してもらったところ、驚くことにホメオパシーの薬をなめて1日経ったら痛みが消えてそれっきり手首は治ってしまいました。これが、私のホメオパシーとの初めての出会いです。

医学部を卒業して、しばらくは西洋医学の医師として働いていたのですが、いよいよ西洋医学の限界を感じていたちょうどその頃、日本にホメオパシーを学ぶ学校ができて、子どもの頃から私自身がホメオパシーを体験して知っていたので、ホメオパシーを探究してみようと思い、早速第1期生として3年間学びました。ホメオパシーの勉強は、比較的知識主体です。この知識を学ぶには少なくとも3年はかかると思います。ホメオパシーのレメディー（ホメオパシーで処方する薬）の数は2000種類とか3000種類といわれていますが、実際に知識として覚えるのは400、500種類ぐらいでしょうか。私は、学校で提供されている教材以外に英国から英語の文献を取り寄せて勉強しました。

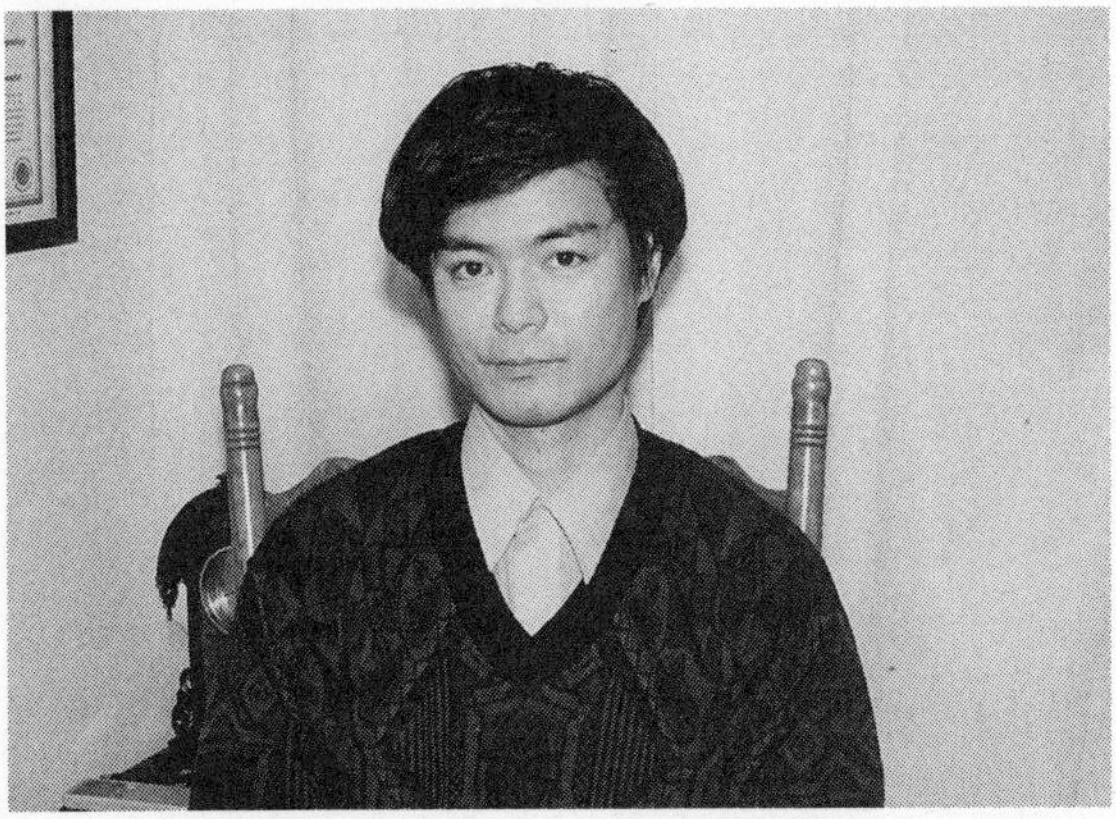

日本でのホメオパシー教育を終了した私は、この学校を認可しているイギリスのホメオパシー医学協会の会長、副会長の口頭試験を受けて、最終的にホメオパスと認定されました。ですが、これはイギリスの資格ですから日本ではご存知のように医師法によって、医師免許がなければ医者としては開業できません。幸い、私の場合は、日本の医学部を出ていますので開業できたのです。

ホメオパシーとは？

次に、ホメオパシーについて説明します。ホメオパシーとは18世紀末にドイツの医師ザミュエル・ハーネマンによって確立された包括的な医療体系の一つです。日本語では同種療法、もしくは類似療法と訳されます。「健康な人に投与して、ある症状を起こすものは、その症状を治すことができる」という同種の法則に基づいたものです。

たとえば、ホメオパシーでは下痢の症状を治すため、患者さんにアロエという下痢をおこさせる植物を逆に投与するのです。もちろんまともに投与すると下痢はますますひどくなってしまいます。ですからこれを極限まで薄めて極少量投与するのです。すると、確かに下痢の症状は一時的に悪化するかもしれませんが、それがすぎると下痢はすみやかに治ってゆくのです。西洋医学のように薬を飲み続けなければならないということもありません。ホメオパシーではホメオパシー薬は一つの刺激にしかすぎず、刺激されることによって自分の体（感情、精神も含めて）の異常状態に体自身が気づき、自然治癒力が働き、自分で自分を治してしまうのです。こうしてホメオパシーを続けているとどんどん自然治癒力が働くようになっていきます。

これとは逆に西洋医学（アロパシーと呼ばれます）では、下痢の際には下痢をいわば化学的な作用で無理やり止める薬を投与します。その薬が効いているときにはたしかに下痢はおさまっていますが、薬が切れると、反動でさらにひどい下痢になってしまいます。無理やり下痢を止めているわけですから。また下痢を自分自身で治そうという自然治癒力にも活躍の場を与えないわけですから、体はますます自分で自分を治すということをしなくなっていきます。それで、ますます薬に頼らざるを得ないという、悪循環になるのです。

たしかにその症状は抑えられていますが、薬が切れるとその症状は再燃します。また症状は押さえつけられるとその症状として外に出るべきエネルギーの行き場を失い、より複雑な形で、内在化していきます。そして次に目に見える症状として顕在化したときにはさらに重い症状となって出るのです。たとえば、がんといった形で。

ホメオパシーでは、病気や症状を「肉体、精神、感情が崩れた場合、その崩れたバランスを自ら整えようとする際にあらわれたもの、つまり一種の自浄するための手段である」と考えます。したがってホメオパシー薬の刺激により、症状を出し切れば、肉体、精神、感情はバランスを取り戻し、本当の意味で健康になっていくのです。

西洋医学によって症状を押さえると、たしかにその限定された症状に関しては、一時的によくなったかのようにみえますが、体や精神のバランスは依然として崩れたまま歪《ゆが》んだままです。その人全体のバランスを回復させるための手段を失ったことになりますので、ますます不健康になっていきます。薬によってお腹の痛いのは治ったが、なんとなくやる気が出ない、鬱《うつ》っぽくなってきた、体全体がだるくなってきた、というように——。

ホメオパシーの歴史

次に、ホメオパシーの歴史と世界での現状についても触れてみます。ホメオパシーの基本をなす考え方は、少なくとも医学の祖とされるギリシャのヒポクラテスの時代からありました。彼は「病気を起こすことができるものは、その病気を治すことができる」と述べており、この点ではホメオパシーの祖ともいえるでしょう。しかし、ホメオパシーが治療の手段として実践されるようになったのはここ200年のことです。18世紀末、ドイツの医師ハーネマンは、当時、マラリアの特効薬として有名だったキナの樹皮を、マラリアにかかったわけでもないのに試しに食べてみました。すると動悸《どうき》、眠気、交互にやってくる悪寒《おかん》と熱気《ねっけ》、大量の汗といったマラリアによく似た症状が現れたのです。そして、その症状は樹皮を食べることをやめるとすっかり消えました。

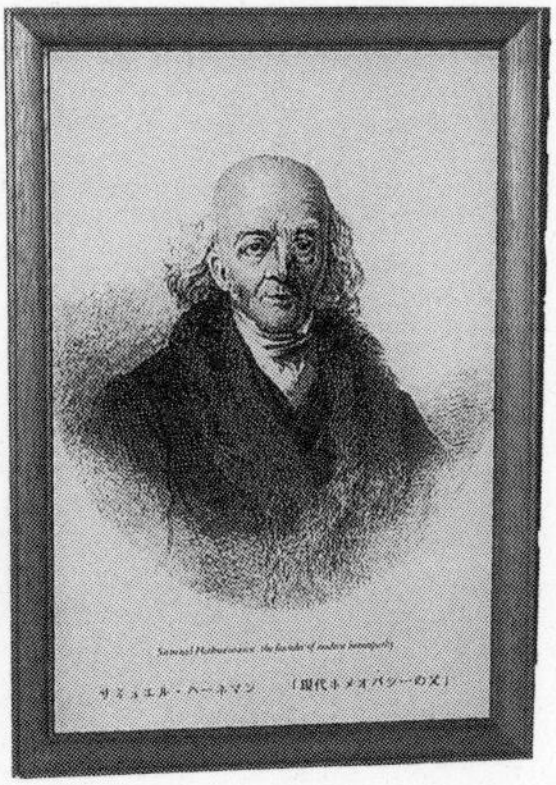
サミュエル・ハーネマン 「現代ホメオパシーの父」
ホメオパシーを確立したドイツの医師ハーネマン。

このことにヒントを得たハーネマンは、「健康な人に投与して、ある症状をおこさせるものは、その症状を治すことができる」という同種の法則を見いだしたのです。その後彼は、自分自身や友人などを実験台にしてあらゆる物質を試し、その結果をもとに治療薬を作りました。

このように、ある物質を健康な人びとに投与して症状をおこさせる実験方法を「プルービング」といいます。現在では少なくとも2000種以上のホメオパシーの治療薬がプルービングにより確認されています。これらのホメオパシー薬は、すべて植物、鉱物、動物といった自然界に存在するものからなっています。また19世紀に大流行した、チフスやコレラに対してもホメオパシーは顕著な効果をあげ、そのため19世紀後半から20世紀にかけてホメオパシーは世界中で重要な治療法として広まりました。20世紀初頭のアメリカでは実に医師の半分がホメオパシーの医者だったのです。しかし、西洋医学のワクチンや病原菌の発見などの進歩に伴い、ホメオパシーは20世紀に入り一時的に衰退しました。

当時は西洋医学の進歩に比べ、ホメオパシーは特に進歩していないかのようにみえたのです。ある症状と同じような症状を起こさせる物がどうして、同じ様な症状を治すのかといったことや、極限にまで薄めた物がどうして作用するのか、といったことに対する明確な説明が得られないと言うこともあったのでしょう。しかしここ20年間に、人間を「体、心、気、霊性」などの全体像としてとらえるといったホリスティックな医学の気運の高まりと相まって、特にヨーロッパで見直されてきて、最近の復権はめざましいものがあります。日本でも最近ブームとなりつつある代替《だいたい》療法のエース的存在として、にわかに注目が高まってきています。

世界におけるホメオパシー療法の現状

多くの日本人には信じられないことですが、ホメオパシー療法は日本を除く世界中でよく知られています。たとえば、日本人で漢方という言葉を聞いたことがない人はおそらくいないでしょうが、それと同じくらい、海外では知られています。ヨーロッパ、アメリカ、オーストラリア、インド、南米はもちろんのこと、お隣の韓国でも2～3年前にホメオパシー薬は、国の認可を得ています。

最も国の認可が厳しいとされるアメリカでも、ホメオパシー薬は認可を得ています。日本では、厚生労働省の認可という基準もなく、せいぜい健康食品扱いで一般人はもちろん医者でも知っている人はほとんどいません。たとえば、イギリスを例にとってみますと、王室の主治医に必ずホメオパシーの医者がいます。ロンドンには王立ホメオパシー病院という、ホメオパシー療法専門の数階建ての大きな病院もあります。ヨーロッパには街角にいくつもホメオパシー薬を売っている薬局を見いだせます。ホメオパシー療法を教える専門の学校もあります。ホメオパスというホメオパシー療法専門の医者の資格もあります。

ホメオパシーと自然治癒力

ホメオパシーを理解するにあたって、大切なのは人間の生命力とは何かを知ることです。生命力は常に生体に流れ入り、流れ出ます。この生命力の目的は万物を滞《とどこお》りなく流し、活性化させるということです。そして、ホメオパシーではその流れが滞った状態を病気と呼びます。

うまく流れていないとか、うまく外に出て行かない、流れが潤滑《じゅんかつ》でない、それが病気の状態です。この流れの滞る原因の一つに、心身の歪《ゆが》みがあります。歪みがあると生命力はうまく流れません。そのため生命力は、その歪《ゆが》みを必然的に正そうとします。

自然治癒力はすべてのバランスを保とうとする力です。この自然治癒力がバランスを保とうとする働きは、生命力の滞りない流れを維持するために、必然的に起こされた働きです。そして生命力が流れ入るにあたって、そのフィルターがきれいなほど生命力はよく流れます。これは子どもの場合、特にあてはまることです。さらに子どもは生まれてから数年しか経っていませんので心身の歪みも少なく単純です。また心身の歪みが単純であればあるほど、生命力が強く流れ、その歪みを治そうとする反応、反動は強く出ます。

たとえば、パイプの中を勢いよく流れている水がパイプの曲がりや変形により、急に流れがせき止められるとその衝撃は大きくなります。その衝撃が症状に相当します。しかし、曲がったパイプは流れの力によって徐々にまっすぐになっていき、やがて水（生命力）は滞りなく流れるようになります。すなわち、その症状（衝撃）は曲がったパイプを治す過程（心身の歪みを治す過程）で絶対に必要なものなのです。

逆に、長い間病を患《わずら》っている病人や年取った老人のような場合は、パイプがそもそもまっすぐでなく、あちこち歪んでいます。子どもの心身の歪みや急性の症状の歪みが単純なパイプの曲がりとすると、慢性病や大人の心身の歪みは複雑で、パイプがあちこち歪んだ状態です。このような場合は水の流れそのものも弱いでしょう。だから、歪みを正す衝撃も弱いので症状も強くなく、はっきりしないのです。

ではなぜ心身の歪みが生じるのでしょうか？ 心身が生命力に賦活《ふかつ》（機能が活発になること）されることによって振動が生じますが、限定された範囲内での振動はいずれまた、歪《ゆが》みが生じます。形のない生命が、形のある媒体に流れるという制限にともなっておこる歪みとも考えられるでしょう。ですから、心身の歪みを引き起こすのも生命力、その歪みを正すのも生命力です。このように生命力とは、すべての物を生かす力でもありますが、同時に、歪みをおこさせ衰退させる力でもあるわけです。その点で生と死はペアなのです。従って、生まれ出て、それほど年数がたっていない子どもは生命力に賦活されておらず、歪みも少ないのです。

以上のような理由で、「症状を抑え

る」ということは心身の歪《ゆが》みを正そうとする自然治癒力、生命力の自然な流れを阻害するわけですから、まったくナンセンスです。くり返しになりますが、症状とは、その心身の歪みを正す過程を表していますから、その症状をうまく生かして自然治癒力の手助けをすることがもっとも本質的な治療法であると、私は思うのです。

　もうおわかりかと思いますが、病気の状態を早く治すには、流れ入る生命力の勢いを増やせばいいわけです。しかし、衝撃も強くなりますから症状も激しく出ることでしょう。子どもは、大人に比べて症状も強いけれど早く治りやすいということと同じです。逆に、心身の歪みを正すという本質的な解決を後延ばしにして症状のみを弱めればいいと考えるのであれば、流れ入る生命力の流れを弱くすればいいともなるわけです。それでも確かに一時的には現れる症状は弱くなるでしょう。しかし、そのおさえられた症状は、いずれかならず、もっと大きな症状として現れてきます。

ホメオパシーが効く体質・性格・病気

　よく、「私にホメオパシーが効くでしょうか」と患者さんにも聞かれるのですが、効く体質、効かない体質についてまだ科学的にはわかりません。経験的には、敏感な人の方がよく効きます。敏感な人は、どんなレメディー（ホメオパシーで処方される薬）を与えても反応することがあります。ちょうど化学調味料や、悪い食べ物を摂《と》ってもすぐに調子をこわす人もいるし、ぜんぜん悪くならない人もいる、それと同じようなものです。ほんのわずかな刺激に対して反応するか、反応しないかの違いです。別の言葉で置き換えれば、感受性が強い、弱いと言うこともできます。西洋医学の薬でもありますよね。薬の効く人と効かない人。この差が、ホメオパシーではかなり顕著です。

　それと、やはり経験からですが、性格的側面では素直な人の方が反応しやすいようです。僕が中学時代にかかっていたホメオパシーの医者もそう言っていました。ガチガチに凝《こ》り固まっている人はむずかしい。ガチガチの状態に自分からしがみついているようなものです。本当に自分自身の殻《から》を壊したいと思っている人は壊しやすいわけです。いくら言ってもガチガチで心の底から自分の心を開けなくて、必死に今の状態にしがみついているような人はなかなか壊れません。

　そもそも、病気というものは自分のパイプのいびつさからくるものですから、そのいびつさを一度壊《こわ》して直そうとしなければ決して治りません。

もう一つは、外からの生命力の流れです。この流れも自分の殻がうすい人ほど流れやすい。頑固な殻だと外からの生命力が入ってこない。殻がうすい、柔らかい人ほど外からのエネルギーが入ってきやすい。受け入れる姿勢のある人ほど、自然治癒力が高まります。

殻というのは自分を守るという姿勢です。自分を守ると同時に、「自分だけで生きているんだ」と思うのが殻です。人と交流しない、他のものと交流しない、拒絶する。だから、殻をなるべくこわすには、感謝するのが一番いいと思う。感謝するというのはどういうことかというと、「自分は一人で生きているのではない。自分は他のものに生かされている。自分の行いも人を生かすだろうし、自分も人から生かされている」そういうことに感謝するのです。

その他の、自然治癒力を高める方法

心で素直に思えない人、他人に感謝して交流できない人は、呼吸法を良くすることをおすすめします。誰でも、呼吸によって外のものと情報交換しあうわけですし、せめて呼吸を意識的にして、宇宙の気を吸って自分の内側のものを外に吐き出す、これでだいぶ違ってきます。

呼吸は、小さくするのではなく大きく体全体を使って出します。これは重要です。意識的に循環をすると生命力が流れる。そして自然治癒力が働くようになるのです。よくある呼吸法のように、何秒息を吸って、何秒止めて、何回吸って、何回吐くとか、マニュアルどおりにやらなくてもよいと思います。ただ自然体で、外と交流しているのだと意識して、ゆっくりと深く呼吸しているだけでも違います。

深呼吸でなくて運動でもいいのです。生命力が流れにくい人は、どこかでとどめている自分があるから流れにくいのです。ほんのちょっと外から気が入ってくると、もったいないから外に出したくないと、で、滞《とどこお》ってくるのです。流れを良くするためには出せばいいのです、出せば必ず新しい気が入ってくる。出すためには、深呼吸でも運動でもいいのです。

抑圧された感情を吐き出すというのがありますよね。たとえば、体の中に抑圧して昔のトラウマ（精神的外傷）がある。言い換えると、変なエネルギーがある。そして、そのトラウマが留《とど》まって動かない。この変なエネルギーが悪さをする。これが、外に出るときには、潜在的なトラウマが、顕在意識に戻りますから怖いわけです。意識にないふりをして閉じこめたままにしている。
この場合にホメオパシーでは、このトラウマに共鳴するレメディーを与えます。するとその潜在《せんざい》意識が動き出すのです。このときエネルギーが外に出ます。ちょっと苦しい思いをします。ですが、そうすることによって根元を断つことができる。勇気がなかったり、考えすぎたりして自分で吐き出せない人は、ホメオパシーのレメディーで共鳴すれば自然に出ます。そのとき、夢で同じ感情をみたり、同じトラウマを見たりして顕在化して思い出せば、そのイメージが消えます。トラウマのエネルギーは顕在意識に上がってくれば消えます。思い出さないから消えないだけで、感情を伴って、言葉で自分がそれを告白できれば消えるのです。

ホメオパシーは、そういう自分の殻《から》を壊《こわ》すのに一役かってくれますし、それがホメオパシーの本質でもあります。

レメディーとは？

ホメオパシー療法で使う薬のことを、レメディーといいます。レメディーは化学薬品の薬と異なり、基本的にすべて植物、鉱物、生物、といった自然物からなります。具体例をいくつか挙げますと、まず、apis（ミツバチ）、aconite（トリカブト）、sepia（いかの墨《すみ》）、arsenicum（砒《ひ》素《そ》）、argentummit（硝酸銀）、pyrogen（牛肉の腐った液）といったところです。

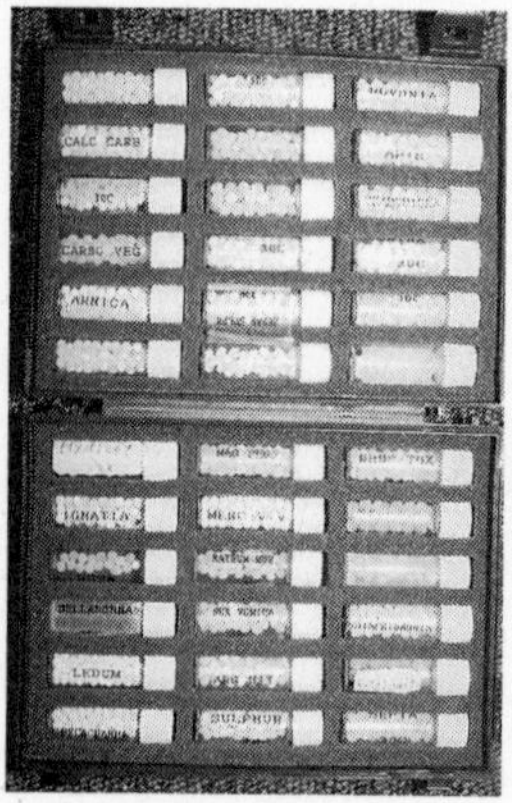

インターネット等で入手できるレメディーキット。

レメディーには現在2000種類以上ありますが、実際にホメオパシー診療でよく使われるのは200～300種類程度です。ほとんどが経口薬で、丸剤か錠剤か顆粒《かりゅう》の形をしています。

レメディーの例を一つ具体的に挙げておきましょう。ここでは arsenicum（砒素）を例に取りあげますが、一つのレメディーですら以下のようにたくさんの用途があります。（これでも少し省略してあります）

【arsenicum（砒素）】

精神的な特徴：多くの具体的な恐怖、特に死、健康に関しての執着が強い。死、がん、病気、孤独、貧困、泥棒、きたないもの（菌、便、尿）を恐れる。潔癖症《けっぺきしょう》、規律と整理整頓にこだわる。異常な強迫《きょうはく》観念、些細《ささい》なことにこだわる。神経質、頑固、凝《こ》り性、気むずかしい、口やかましい、用心深い、人を信じられない、疑い深い、けち、貪欲、異常に落ち着きがない、落ち着かなくて不眠、情緒不安定、親しい人との死別からの疾患に。

肉体的な特徴：焼けるような痛み、嘔吐《おうと》を伴う急性胃腸炎、下痢、食中毒、刺激臭のある焼けただれる分泌物、分泌物で鼻の下、性器、皮膚がただれる、水っぽい鼻風邪、花粉症、アレルギー性鼻炎、やけど（3度）、夜間の喘息、アトピーを治して以来の喘息、心配からの喘息、心身の疲労衰弱、突然の衰弱、耳炎、耳の痛み、予防接種後に現れる諸問題、薬害、皮膚病を伴う胃痛、皮膚病一般（湿疹、じんましん、発疹、壊疽《えそ》など）、潰瘍《かいよう》、がん、アレルギー一般。

ホメオパスはこういった特徴を何百種類というレメディーについてそれぞれ知らなければなりません。そして十分な問診によって、その人の全体像をつかみ、その人に最適なレメディーを割り出していくのです。知識量はもちろんのこと、人間を観察する能力も必要でしょう。そして、いかに患者さんに心を開かせるかもポイントとなります。それができないと患者さんは本当のことを言ってくれません。

レメディーの処方の仕方

古典的なホメオパシー療法では原則的に、一度に一種類のレメディーのみを服用します。これは、同時期に数種類のレメディーを服用すると、それぞれのレメディーが干渉しあって効力に悪影響を及ぼすおそれがあるからです。特に高い希釈度《きしゃくど》のものに関しては、一回の処方で一種類が原則です。ただ、低い希釈度で作用も緩やかで、より肉体レベルに働きかけることを目的にした場合には、朝と夜とで服用するレメディーを替えるなど、一度に2～3種類服用することもあります。

レメディーの作り方および希釈度について

まず、その原物質となるものをアルコールと蒸留水の混ぜた液に何日もつけっぱなしにします。次にそのエキスの出た液を濾過《ろか》することによってそのレメディーのチンキ（原液）ができあがります。そしてこのチンキを薄め、振ることを何度もくり返すことによって作ります。

たとえば１００倍希釈法では、この原液をまずアルコールと蒸留水の混合液で１００倍に薄め、それをよく攪拌《かくはん》し、でき上がったものを、さらに１００倍に薄め、攪拌《かくはん》し、さらに１００倍に薄め攪拌する、といった具合です。この過程を何度もくり返します。１０

0倍に薄め撹拌する単位を「C」と表現します。1Cは、一回100倍に薄め撹拌したものを意味します。5Cだと100倍にうすめ撹拌するという行程を5回行ったものを意味します。つまり、5Cとは原液を100の5乗つまり、10000000000倍に薄めた物です。私がよく使用する、30Cの強さのレメディーは原液を100の30乗、すなわち1000000000000000000000000000000000000000000000000000000000000倍に薄めたものです。

途方もない希釈度ですね。こうしてできた希釈液を乳糖のようなものにつけて丸薬のでき上がりです。なお、希釈度に関しては100倍希釈を「C」と表現しますが、10倍希釈を「X」といいます。たとえば3Xとは10倍に薄めることを3回くり返しますので、10の3乗、すなわち1000倍に原液を薄めた物ということになります。さらに1000Cのことを1Mと表現します。こうして希釈度にはたとえば、3X、9X、6C、12C、30C、200C、1M、10M、50Mといったようにたくさんの種類があることになります。50Mは、50000C、すなわち10の10万乗という天文学的な希釈度になります。

なぜ希釈と振盪《しんとう》が必要なのか?

希釈、振盪《しんとう》(撹拌《かくはん》)をくり返すことによって、その原物質の持つ固有のエネルギーは増幅されます。このことはハーネマンによって経験的に導かれました。そして、一種類のレメディーでもいろいろに薄め、撹拌することによりエネルギーレベルの違うものを作り出すことができるということがわかりました。常にではありませんが低い希釈度のものはより肉体的な症状の改善に、高い希釈度のものはより精神的な症状の改善に、といった具合に使い分けることができます。

たとえばarsenicum(アルセニクム=砒素《ひそ》)は、花粉症などの慢性的肉体的な症状に使うときには低い希釈度で、死の恐怖におびえているような強い感情的な症状には高い希釈度で使ったりします。患者さんの症状の原因が肉体レベルにあるのか、それとも感情、精神レベルにあるのか、またその原因の深さによって適切な希釈度のレメディーを処方しなければなりません。処方されるレメディーの種類が正しいだけでなく、その希釈度も適切でなければなりません。同じarsenicum(アルセニクム=砒素)でも6Cは全く効かなかったが、200Cでは良く効いたということもあります。ここがホメオパシーの難しい所です。

ホメオパシーで治る病気、治らない病気

基本的には症状さえあれば、どのような病気、症状にも対応します。具体的には、パニックアタック症候群、あがり症、性格改善、無気力、うつ病、分裂病、深い心の傷から生じた問題（失恋、死別、虐待など）、昔の外傷が原因の疾患、慢性疲労症候群、内科的一般疾患、手術後の改善、産婦人科的疾患（不妊、月経困難症、月経前症候群、妊娠中の諸問題、更年期障害、子宮、卵巣、乳腺一般の問題）、アトピーをはじめとする皮膚科的症状、成長発育障害その他、病名、診断名困難な不定愁訴《ふていしゅうそ》など——。

治療が難しいのは、遺伝的な疾患《しっかん》や、明らかな体の器質的な異常が原因の疾患です。（変形性脊椎《せきつい》症が原因の坐骨《ざこつ》神経痛や冠動脈狭窄《きょうさく》による狭心症、心筋梗塞など）末期がんも困難です。またあまりに薬づけになっている人がホメオパシーをはじめると、抑えられていた症状が吹き出し、長期間症状の噴出に苦しむことがあります。（ステロイドづけになっているアトピーなど）また化学薬品の取りすぎでレメディーに反応しない場合もあります。もちろん手術が第一選択の場合や、西洋医学的治療の方がよいと判断した場合は、大学病院などを紹介しています。

レメディーの副作用はあるのか？

レメディーは、体に元々備わっている自然治癒力を刺激することによって治癒の方向に向かわせます。レメディーそのものが患者さんを治すのではなく、レメディーにより刺激をうけた自然治癒力、生命力が患者さん自身のバランスを整えようとするのです。したがって、ホメオパシーでは自分で自分を治すという意識も重要です。そして化学薬品の薬のように、薬の化学的作用によって治すわけではありませんから、レメディーには基本的に副作用はなく、妊婦から老人、新生児まで誰にも服用することができます。習慣性、中毒性もありません。

ホメオパシー療法における好転反応について

ホメオパシー療法では治る過程において一時的に症状が悪化することがよくあります。一般的に、苦労なくして一方的に得することはないのです。悪化した場合は、今までの「つけ」と思って我慢しなければならない場合もあります。

悪化の症状がでればレメディーがよく反応していると考えてむしろ喜ぶべ

き事でしょう。もちろん正しい処方でなくても悪化することはありますから、それを見極めてなるべく悪化が少なくすむようにするのがホメオパスの実力の見せ所です。ただし、ホメオパシーでもほとんど悪化をみずに、まるで対症療法のようによくなってしまうこともあります。こればかりは個人差があり予測困難です。

好転反応の具体例を以下にあげます。

●体が異様にだるくなった、腰が抜けたような感じ、やたら眠い、動けない
●風邪のような症状が起きた、高熱が出た
●感情的な吹き出しがおきた、意味もなく悲しい、涙が出る、逆に怒りの感情が出た
●落ち込んだ、うつっぽくなった、死にたくなった
●変な夢をみるようになった、昔の夢をみた、夢で泣いていた
●昔の古傷が痛み出した、むかし治しきっていなかったところが再び悪化した
●体があちこち痛くなった
●皮膚に湿疹、発疹、吹き出物がでた、汚いオリモノがでた、下痢した

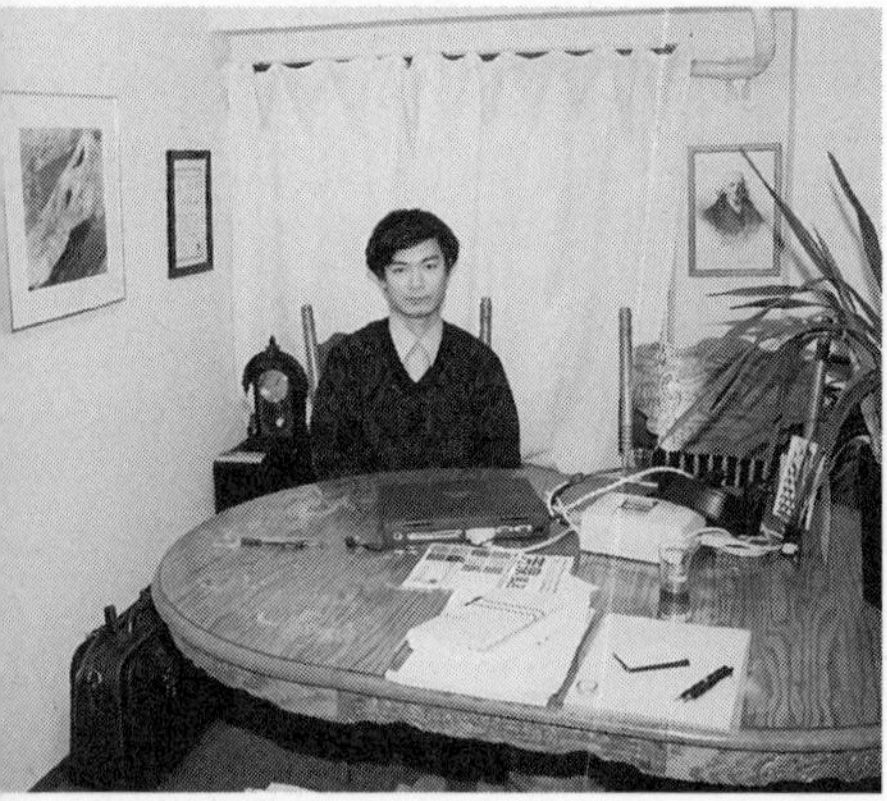
赤坂ロイヤルクリニックの診療室。

家庭でできるホメオパシー

基本となるレメディーのキットを使って家庭でも、ホメオパシー的なことをするのは可能です。レメディーは医薬品ではないので、日本でも買えるし、外国からインターネットを使って誰でも自由に買えます。インターネットで海外から購入すると50種類入りのキットで7000円くらいだと思います。日本では10000円くらいでしょうか。基本的にレメディーのキットは急性の症状で使うものです。慢性の症状の人にはむずかしいです。急性の症状ですと処方もそれほど難しくないので、迷うことなく使えます。レメディーキットにはたいてい、解説書がついていますから、それを見ながら初心者でも使うことができます。

ホメオパシーのレメディーは、薄め

ていく過程で、物質に内蔵されている生命エネルギーが増幅しているとしか思えないということが経験的にあります。ですから、共鳴とか振動とかに関係なく、なんらかのレメディーをとっているだけで元気になる。はずれていても、どうもそういう傾向があるようです。これはレメディーそのものが生命力に満ちたものであるからでしょうか。どういうものに効くとか、効かないとかという関係なしに。例えはずれていても、子どもの場合は特に元気になるようです。その意味では私は、迷わずどんどんレメディーを使ってもいいかなと思う。それがみんなの健康につながると思うからです。私の家の子どもたちもいつのまにか勝手にレメディーを食べていたりします。(笑)そのせいか、風邪をひいても1日で治ってしまうのです。

いずれは、レメディーの日本語検索辞典なんかもできるでしょうから、自分でレメディーの解説書を見ながら処方する。数年後にはそういう時代がくるでしょう。外国では実際にそうなっています。

今後、日本のホメオパシーの展開は?

日本の医療は、西洋医学の医師というのがまだまだ幅をきかせています。ですが、実際問題として、日本で最初にホメオパシーの学校を開校した人は医者じゃないし、そこでは医者じゃないホメオパスがどんどん誕生しています。現在、100人はいるのではないでしょうか。今外国の資格を持って日本でホメオパスとして活躍している人のほとんどは、圧倒的にお医者さんではありません。

数年前に、日本でも医療従事者を対象としたホメオパスの学会ができましたから、今後は毎年50人くらいずつドクターホメオパス(日本の医師の資格を有するホメオパス医)を輩出していくと思います。でも、ホメオパシーは医者がやるべきものとは限らないと思います。そもそも、医療は患者さんが選ぶものだから、患者さん主体で考えないとダメです。医者であろうと無かろうと、同時に存在させて、患者さんが選べばいいことではないでしょうか。それが患者さん本人の健康にとって、一番大切なことだと思います。

わたなべ　じゅんじ
1963年生まれ。東京医科歯科大卒。慶応大学病院にて放射線治療、診断業務に携わる傍ら、日本で3年間ホメオパシーを学び、日本人医師で初めて英国ホメオパシー医学協会及び、英国ホメオパシー学会認定のホメオパス(ホメオパシー医)となる。日本ホメオパシー医学会、日本ホメオパシー医学協会会員。現在、赤坂ロイヤルクリニック院長。著書に「癒しのホメオパシー」(地湧社刊)がある。(156頁参照)

からだ・こころ・スピリチュアリティの調和

カール・サイモントン
（がんのイメージ療法の創始者）

「リンパ球がガン細胞をやっつけていく姿をイメージする」という心理療法で有名なサイモントン療法。サイモントン博士が創案した、サイモントン療法の基本的考えを帯津三敬病院での講演とインタビューをもとにご紹介します。

人は誰にでも健康になれる可能性がある
サイモントン療法の理論と実践

私たちは誰もが、自然治癒力をもっています。そして病気は、私たちを本来の状態に戻すためのメッセージであるということです。サイモントン療法では、まず人間の本性《ほんしょう》を「やさしさ」、「思いやり」、「強さ」を備えた存在と定義しています。そして、健康を回復するプロセスとは、病気というメッセージに耳を傾けながら、自らを本性の方向に導いていくということだと考えます。

では、人間の本性に向かう働きを妨げるものとはどんなものでしょうか。これは、感情的なストレスや物理的、肉体的なストレスなどのことです。感情的なストレスは、私たちの考え方から生じていますが、肉体的なストレスも、突き詰《っ》めれば私たちの不健全な思考やライフスタイルに起因しています。

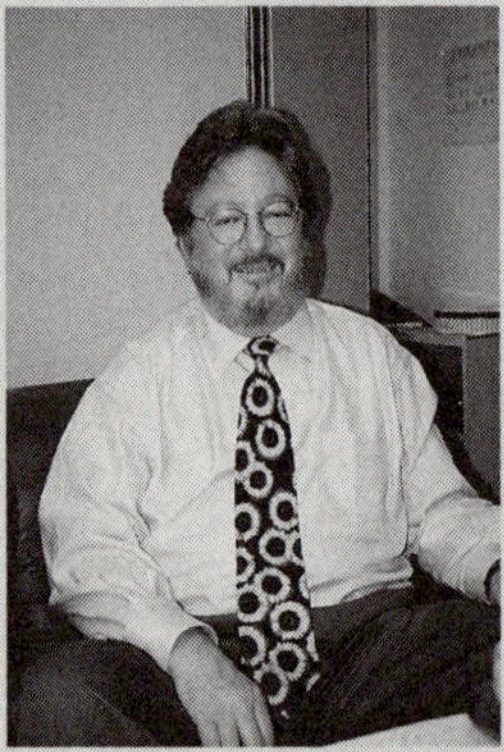

もし病気になったとしたら、それは、「不健全な考え方」をしているか、あるいは「不健全なライフスタイル」を送っているかのどちらかだということです。物理的なストレスは生活環境の影響もありますが、多くの場合、やはりその人の思考が問題となっていることが多いのです。

なぜなら、ストレスは、何か起きたできごとそのものによって生じるのではなくて、そのできごとをどうとらえるかによって生じるからです。

また、私たちが健康であるためには、〈気〉すなわち生命エネルギーを高める必要があります。生命エネルギー〈気〉は、生きている意味によって高まるので、生きがいをもつことがとても重要になります。言いかえると、人生を歩む上で健全な姿勢というのは、自分に意味をもたらすものに真摯《しんし》に取り組むことだと言えます。

つまり、歓《よろこ》びをもたらすものに取りくむことによって、自分自身の生命エネルギーを高めていく、その結果、健康を回復する可能性がみえてくるということです。

以上が、サイモントン療法の基本的な考え方です。

このプログラムを実際に進めていくためには、以下の11の項目を理解することがたいへん重要です。

1 私たちの本性は健康であることを知る

まずはじめに大切なことは、私たちの本性《ほんしょう》は健康であることを知ることです。

私たちの身体は生まれながら、あるいは生まれる前から、どのようにがん細胞を排除するかという方法を知っています。また、病気というのはメッセージだということを知ることです。そのメッセージは「あなたは、本性《ほんしょう》からそれてしまっていますよ」というものです。

そこでの私たちの課題は、自分が自分の本性に戻ることなのです。私が、長年研究してきた結果、健康になるための秘訣は、「(自分への)やさしさ」、「(自分への)思いやり」、「強さ」であることを学びました。これは世界中どこの国でも同じです。私がいままで会った患者さんすべてが、私と同じ問題を抱えていました。私も、自分が混乱したときには、「やさしさ」「思いやり」「強さ」という言葉を自分に言い聞かせています。

このとき注意すべき点は、「やさしさ」を「弱さ」だと混同してしまわないことです。やさしさは弱さではありません。むしろ、「やさしさ」は「強さ」であり、それこそが人間の本性だということです。

2 自分の生命エネルギーを高める

2番目に大切なことは、健康になるには、自分たちの生命エネルギー〈気〉を高める必要があるということです。この生命エネルギー〈気〉を高めることが有効なポイントになるのです。自分の周りにあるすべてのものが、自分の生命エネルギー〈気〉に影響を与えます。食べ物はもちろん、天気も、環境も、すべてのことが自分の生命エネルギー〈気〉に影響を与えています。

　では、どのようにすれば、最も効果的に生命エネルギー〈気〉を高めることができるのでしょう。このことを深く洞察《どうさつ》すればするほど、これに対する答えは世界中で同じだと思いました。自分たちの気を高めるのに最も良いことは、「自分に喜びを与えたり、充足感を与えることを行ったり、イメージすること」なのです。このことは、あなたがどのような国や文化や環境の下に住んでいても同じです。

　私はこの仕事を長くやっていますが、このことが本当に大切なことだと理解したのはこの3、4年です。このことを悟《さと》るまで長く生きられたことを感謝しています。

3 いかに効果的にストレスを解消するか

　3番目に大切なことは、いかに効果的にストレスを解消していくかということです。人生を生きることは、一生の仕事ですので、ストレスの解消も一生をかけて取り組み続けることが大切です。人生を生きる上で、最も大切なことは、自分に喜びを与えることです。そして自分に喜びを与えることの妨げになるものがあれば、「それが何であるか」に注意を払います。

　私は今回の来日でヨットレースに出場し、船を操縦《そうじゅう》するように頼まれました。それは琵琶湖《びわこ》でのレースで、全部で40艇《てい》の船が出場するものでした。私の船には、私以外、だれ一人英語が話せる人はいませんでしたので、私はその申し出をとても光栄に思いましたが、それを承諾《しょうだく》するには大変不安がありました。同じ言葉を話す人間同士でも、初めてのメンバーと船を操《あやつ》るのは難しいのです。

　でも、私はこの困難の解消に努力しました。しかし、それを解消したら、今度は罪悪感が沸《わ》いてきたのです。

「こんなに楽しんでしまっていいのか。他の人が苦労しているときに、自分だけがこんなに遊んでいていいのだろうか」と思ったのです。このように、自分が楽しみを行うことに対し、その喜びを妨げるものが何かを見ていくことは重要です。自分の内面の葛藤《かっとう》に取り組み、その葛藤を解消するのです。そして私はヨットレースの参加を心地よく決心しました。また、結果的に、言葉の問題も心配することではなかったとわかりました。

自分に喜びや充足感をもたらすものは何で、それに取り組むことを妨げるものは何かを探ることは、私たちが喜びから得る大切なエネルギーを無駄なく受け取るために、本当に大切なことです。

4 イマジネーションを効果的に使う

4番目に大切なことは、イマジネーションを効果的に使うことを学ぶことです。自分にとって望ましい結果がもたらされると想像して生きることです。最も大切なのは、自分に喜びや幸福感をもたらす物事に取り組むことですが、それをイメージするのも大きなエネルギーを与えてくれます。

人生には色々なできごとがあり、私でも、考えるエネルギーさえなくなってしまうときがありますが、そのようなときにも、喜びや幸福感をもたらすことをイメージをすると、たくさんのエネルギーを獲得することができます。

5 希望を持つ

5番目に大切なことは、希望を持つことです。希望は自分の人生に良い影響を与えますし、その人の死にも、より良い影響を与えます。希望を持つことは、必ずしも健康になることではありませんが、希望は自分が幸せにいられることをあらわします。病気から解放されることより、幸福であることが大切です。

あなたが病気を克服しても、惨《みじ》めな状態になってしまうことがあります。私たちの魂は、私たちが生まれる前からあって、死後も続いて存在しています。このことは世界中で古くから伝えられています。自分の魂に希望を与えることは、よりよい人生をおくるために、とても必要なことなのです。

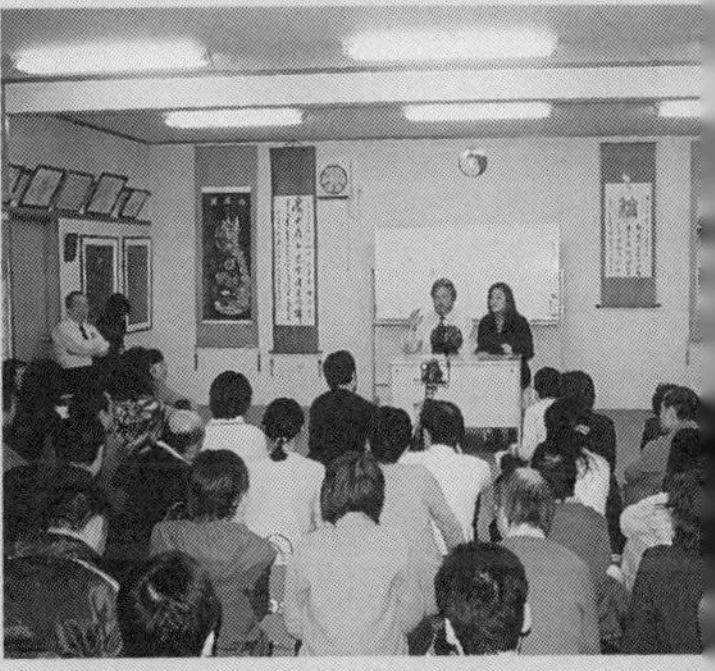

患者さん以外にも多くの方が参加した、帯津病院でのサンモントン博士の講演会。

6「執着」について効果的に対処する

6番目に大切なことは、「執着《しゅうちゃく》」についての効果的な対処です。「執着」こそ、人間を最も悩ませる問題です。執着とは、何かに必死でしがみつくことであり、これはケアすることとは反対です。執着《しゅうちゃく》はさまざまな矛盾や衝突を招きます。自分自身をいたわること、他人をいたわることはとても大切ですが、ある一線を越えると、しがみつくことになります。

このラインを見極めることはとても難しいですが、それを越えたときには、自分の心に「〇〇せねば」「〇〇すべき」という気持ちが顕《あらわ》れています。自分の心に「ねば」「べき」という気持ちが顕れてきたときには、特に注意をして自分を見てください。

また、人間が持つ最も大きな執着とは、自分の生命や人生への執着ではなく、考え方への執着です。自分が何をどのように捉えるかに、柔軟になることが大切です。執着を捨てて、希望を持ちながら進むのはとても難しいことですが、とても大切なことです。

7「死」に対する健全な考え方を持つ

7番目に大切なことは、「死」についての取り扱いです。この「死」を執着と絡《から》めて述べるとどのようになるでしょう。

私たちの祖先が言い伝えている、死についての効果的な捉え方は、「あなたの命が永遠であるかのように生きなさい。そして、今日死を迎えてもよい準備しておきなさい」というものです。そして、もしも今日あなたが死を迎える準備ができていないなら、その準備のためにいまここで何をすれば良いかを見ていく必要があります。今すぐできることは、「死」に対する健全な考え方を持つことです。

8健全な生活パターンを作る

8番目に大切なことは、私たちが、健全な生活パターンを作ることです。私たちの生活にはパターンがあります。どのようなパターンでストレスに陥《おちい》り、どのようなパターンで病気に陥るかそのパターンを見極め、そのパターンを解消していくことが大切です。また、ストレスや病気のパターンをみるのと同時に、病気にな

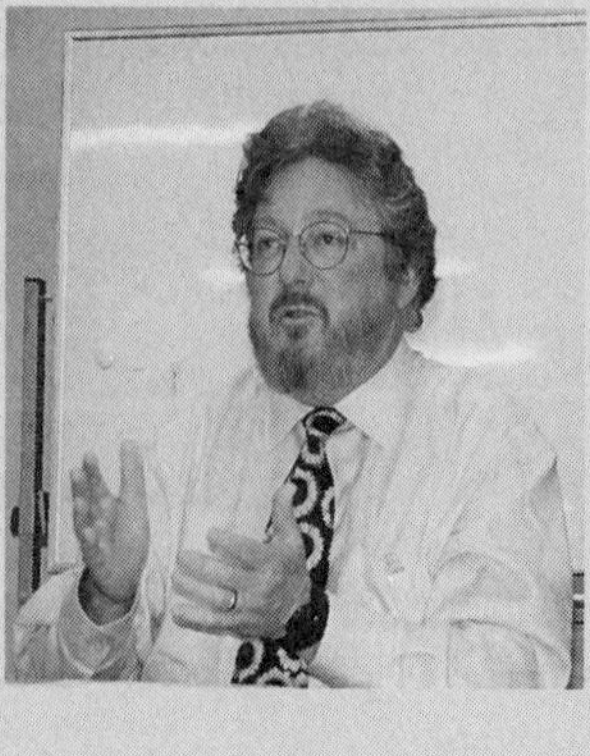

2003年4月に日本でNPO法人を設立。

ってどのような恩恵《おんけい》（疾病利得《しっぺいりとく》）を得たかに目を向けるのも大切です。私のプログラムでは、病気になったのは、この素晴らしい恩恵を起こすためになったと捉えていますので、この二次的恩恵（疾病利得）をとても大切なものとして扱っているのです。

この恩恵（疾病利得）は、とても大切なものなのですから、病気にならないためにも、あなたの生活に、日常的に取り入れてください。また、人間が求める恩恵は、どこの国に行っても同じです。どこの国に行っても、病気になって得られた恩恵で1番にあがるのは、「周囲からたくさんのやさしさや、思いやりや、注意をもらえた」ということです。2番目は、「自分が嫌なことに、ノーといえるようになった」というものであり、3番目は、「自分がしたいことに、イエスと言えるようになった」というもの、4番目は「人生の優先順位を、見極められるようになった」というものです。

人生の中の優先順位をつけられるようになったという人びとはたくさんいます。多くの人びとが、「がんと診断される前は、あれも大事、これも大事でとても忙しい日々を送っていました。

しかし、がんと診断された瞬間に、こんなもの本当は大事じゃなかったんだと気づいたのです」という人がたくさんいるのです。自分が大事だと思っていたことが、価値のないものであったという事実を発見することも恩恵の一つです。

9 自分が病気になった意味を見出す

9番目に大切なことは、自分が病気になった意味を見出すことです。がんが私たちに与えているメッセージは、世界中で共通しています。それは、「もっと自分の人生や生活に喜びをもたらし、幸福感をもたらしなさい」というものです。またそれを行うことに、自責や罪悪感をもたらすことは、適当ではないということです。

自分の体が、変化を起こしなさいと言っているのです。罪悪感や自責の念、敗北感は、自分の状態を悪くするだけです。このような感情が起こることは理解できますが、適切ではないのです。

10 自分の内に潜んでいる叡智をたたえる

10番目に大切なことは、自分の内に潜《ひそ》んでいる叡智《えいち》をたたえて、そこに耳を傾けることです。私たちの体の細胞一つひとつに、先祖代々からの叡智《えいち》が宿っています。そしてこの先祖から受け継いだこの叡智に耳を傾けて、そこに助けを求めてください。

私は日本に来るようになって、特にこのような事例をたくさん学ぶようになりました。私たちの中に潜んでいる叡智に、素直になって、助けを求める大切さに気づいたのです。私たちの先祖は、みな私たちが健康になり、人生を幸せに心地よく生き、心地よく死を迎えることを望んでいます。意識的に自分の身体に注意を向け、内なる叡智に助けを求めていくようにしてください。

11 サポートとコミュニケーション

11番目に大切なことは、サポートとコミュニケーションです。私のプログラムでは、最後に「2年間の健康プラン」を立てます。この健康プランで最も重きを置いているのが、自分の中に喜びをもたらしたり、充足感を与えたりするものを自分の人生に取り込むことです。

以上が、「人は、絶望感を抱いたときにどのように対処すれば良いか」というテーマから始まった私のプログラム内容ですが、この11のことが、この30年間の取り組みの中で到達した結果です。

はじめにもお話ししましたように、私たちは誰もが、自然治癒力をもっています。そして、私たちには、本来健康になれる可能性が誰にでもあるのです。

そのためには、まず、自分の考え方や感情の反応がどのような形で病気の要因になっているかを理解することです。もし要因が、ネガティブだったら肯定的に考え直し、思考を健全な状態に変えることによって自分の生命エネルギーを高めます。そして、今お話しした「11の方法」をいつも思い出して、あなた自身の手であなた自身の健康をつかまえてください。

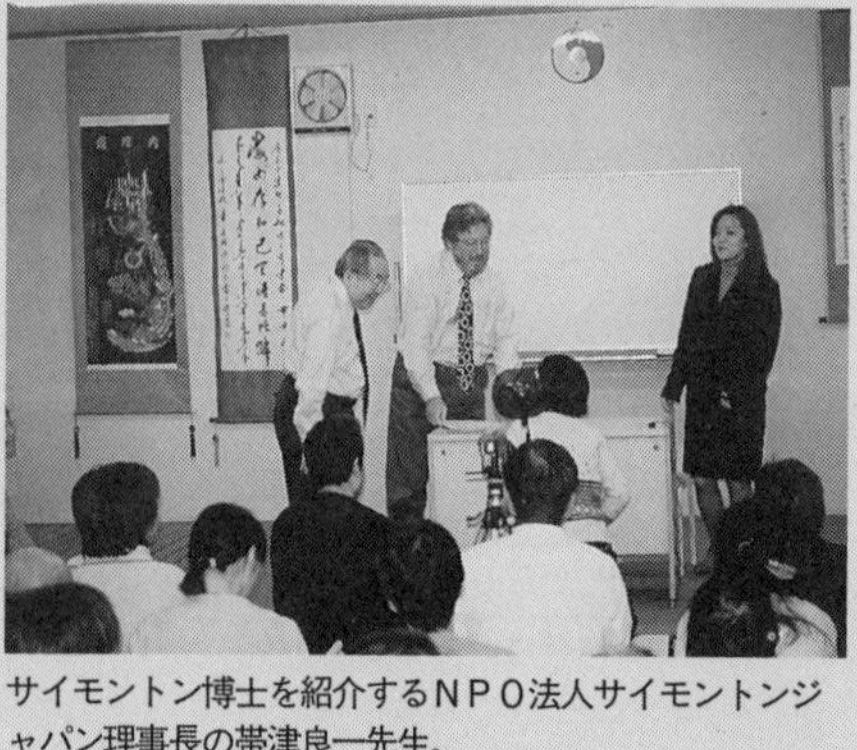

サイモントン博士を紹介するＮＰＯ法人サイモントンジャパン理事長の帯津良一先生。

サイモントン療法(サイモントンプログラム)について

サイモントン療法というと、一般的には「自分の白血球ががん細胞をやっつけるイメージ」を用いたがん患者のためのイメージ療法という特殊な療法と受け止められていますが、それは、サイモントン療法のある一面でしかありません。サイモントン療法には、一般の生活を送っている人が、健康的に生きる生き方に変えるきっかけを作るための、さまざまな要素がたくさん詰《つ》まっています。

サイモントン療法が日本で知られるようになったのは、１９８２年に出版されたサイモントン博士の著書「がんのセルフ・コントロール サイモントン療法の理論と実際」(創元社刊)です。この書は、がん患者に対する心理療法について、心身医学的側面から、病気の克服に役立つリラックス法やイメージ療法を用いた実際の治療方法や、がん患者自身の死の恐怖からの克服方法、そして、健康になるための治療プログラムなどについて実践的な内容で書かれています。原書は24か国語で翻訳され、２００万部を超えるロングセラーとなっています。「心理療法ががんの治癒を促進させる」ことを実証的に著した同書が世界中で話題を呼んだことから、サイモントン療法は、がんのイメージ療法として知られるようになりました。

サイモントン療法は、より洗練《せんれん》されたプログラムの拡充を目指して、今までおよそ30年間に渡って改良が続けられ、これまでに、アメリカ、ドイツ、スイス、ポーランドで提供されています。日本では、１９９９年からプログラムが提供されるようになり、既にドイツでは、最大クラスであるババリアン・がんコントロール協会に高水準ながん患者のカウンセリングプログラムとして承認されています。世界的にも、また統合医療、ホリスティック医療の視点からみても、大きな可能性を秘めています。

サイモントン療法の創始者、カール・サイモントン博士

サイモントン博士はアメリカでは医師会認定の放射線腫瘍《しゅよう》専門医として、がん治療の第一線を行くドクターでしたが、患者の治療を重ねるにつれ、病状は全く同じ患者でも回復力に雲泥《うんでい》の差がみられるという矛盾に着眼しはじめました。全く同じ治療を行っても成果の出る患者と全く

成果が出ずに、死を迎える患者とにわかれるのです。

そこで、患者の精神状態、心理状態が健康回復に大きく寄与していることを認識します。それを裏付ける話として、博士はよくクロッファー博士のプラシーボ（偽薬《ぎやく》）効果の研究結果を例に出します。クロッファー博士は、ある末期がん患者に単なる滅菌《めっきん》水を「がん治療に最も効果のある薬」として投与したところ、その効用を確信した患者が実際にがんを克服してしまうという事例です。これは、明らかに、滅菌水の効果ではなく、患者の心理状態が健康を導き出した良い例です。

このように、精神面（心理面）、感情面が人間の治癒力、免疫力を高めるのに大きな影響を及ぼしているのは認識されているものの、残念ながら既存医学では、それらの分野は殆どといってよいほど体系化されていないのが現状です。

病気というものは、その症状が緩和される、あるいは治《おさ》まるだけでは治癒とはいえません。物理的にがん細胞が死滅するだけでなく、そのがん細胞をつくりあげた原因から癒さなければならないのです。私たちの心も体も人間そのものが治癒されて、初めて真の健康が得られるのです。

NPO法人サイモントンジャパンについて

NPO法人サイモントンジャパンでは、年間を通じて、過去の参加者の月例フォローアップ会を中心とした毎月一回の「シェア会」を東京・文京区で実施。また、2003年4月より新たに「インターン（研修生）講習会」を開始しました。さらに、カール・サイモントン博士を招いてのレギュラープログラムを全国各地で年数回実施しています。

●お問い合わせ
NPO法人サイモントンジャパン
〒411-1931 静岡県駿東郡長泉町東野駿河平143-22
電話 055・986・2191
ファックス 055・987・9696
メール info@simontonjapan.com

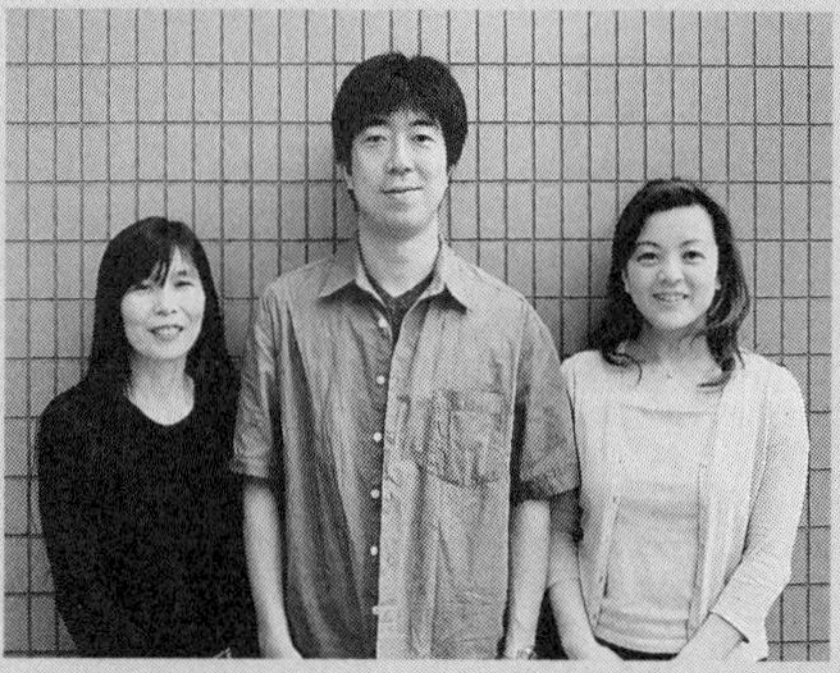
NPO法人サイモントンジャパンの理事。左から嶺さん、佐々木さん、川畑さん。

内なる叡智のメディテーション

これは実際にサイモントン療法で行われている、サイモントン博士のメディテーションです。あなたも自然治癒力を高める実践をどうぞ。

できるだけ楽な姿勢になりましょう。リラックスしはじめましょう。あなたが、あなた自身のリラックスの達人であることを、称《たた》えてあげてください。あなたが毎晩眠る前に、リラックスをする、その感覚を思い出してください。リラックスにとって効果的なのは、呼吸に注意を払うことかもしれません。

息を吸うときに、「吸ってー」と言ってあげましょう。

息を吐くときに、「吐いてー」と言ってあげます。

そして息を吐くときに、自分自身にちょっと微笑んであげましょう。

息を吸うときに、自分自身に、「吸ってー」と言い、

息を吐くときに、自分自身に、「吐いてー」と言います。

そして自分自身に、小さな微笑みをあげましょう。

今、雲一つなく晴れた夜空を想像してみましょう。満天の星が輝いていることを想像しましょう。澄んだ空に輝く星の輝き、そのエネルギー、宇宙のパワーを感じてください。

たくさんの星が輝いています。たくさんの星が、美しく輝いています。宇宙にある、私たちが住んでいるこの星をイメージしてください。そしてその周りにある太陽や月や、太陽系のシステムを想像してください。

私たちの地球が、絶妙な距離と、絶妙なタイミングで、常に太陽の周りを廻っていることを想像してください。絶妙なタイミングとスピードで自転をし、太陽との距離を完璧《かんぺき》に保って、自分たちの星がまわっていることを想像してください。

私たちの地球を外からのぞいてみてください。その星の美しい青をイメージしてください、そしてその澄んだ水をイメージしてください。雲ができ、風が吹き、雨が降って、地上に雨が注ぎ、水がまた河に流れて、海に流れこみます。この地上の水の浄化システムというのは、何千年も、何万年も前からずっと続いていることです。その美しさと秩序を感じてください。素晴らしい宇宙を感じてください。

空気のことを思い描いてください。

空気がどのように浄化されるでしょうか？

植物が二酸化炭素を吸って、酸素を吐き出す。動物が酸素を吸って、二酸化炭素を吐き出す。このバランスを、調和を、宇宙のハーモニーを感じてください。

私たちの周りにあるたくさんの叡《えい》智《ち》を感じてください。ちっちゃな種が、大きな樹になる叡智。すべての叡智が、たった一個の、小さな種に宿っています。

その素晴らしさ、秩序、叡智を感じてください。そしてその叡智が私たちのまわりにたくさんあることに気づいてください。たくさんの素晴らしさと、たくさんの叡智に囲まれています。動物の中にある叡智を感じてください。ちっちゃなアリを想ってください。

あんなちっちゃなアリンコの中に、大きな叡智があることを感じてください。あんなにちっちゃなアリが、コロニーを築いて、自分たちの社会を築いています。そして、効果的にコミュニケーションしています。すべての叡智が、あんなちっちゃなアリンコに入っているのです。

すべての昆虫の叡智を感じてください。

すべての鳥の叡智を感じてください。

すべての魚の叡智を感じてください。

すべての叡智が私たちのまわりに既にあります。

そして、私たち自身の奇跡的な誕生を想ってください。

２つの細胞が１つになりました。そしてその１つの細胞に、叡智が宿りました。その１つの細胞が、２つに分裂しました。そして、１つ１つの細胞の中に、叡智が宿っているのです。

２つの細胞が４つ、４つが８つ、８つが16個に、どんどん分裂していきます。分裂するたびに、叡智も、１つ１つの細胞に、きちんと宿りながら、分裂していきます。

ですから、どんなに分裂しても、あなたの身体の、１つ１つの細胞に叡智が宿っているのです。あなたの体全体、あなたの体の細胞１つ１つに、叡智が宿っています。これが、叡智の素晴らしい生産です。

細胞が内臓になり、内臓がシステムになり、母親の羊水《ようすい》にきちんと守られて存在しています。母親の中にすべてのタイミングの叡智が宿っています。

その守られた母親の、おなかの中の羊水から、私たちの叡智の水の世界に、叡智の海に生まれてきます。私たちの周り、この世界に叡智がたくさん宿っています。あなたにとって、もっとも想像しやすい方法で、その叡智を感じてください。

ある人にとっては、「祈り」によって、その叡智を感じることができるでしょう。

あるいは、ある人にとっては、ただただ感覚として、その叡智が感じられるかもしれません。

ある人は「光」に叡智を感じるかもしれません。紫や、白や、金の光、そういうものに叡智を感じるかもしれません。

あるいは、何か自分の霊性や、霊性の信念、あるいは宗教的象徴に結びつけて感じるかもしれません。

ある人にとっては、とても大切な人間関係、家族や先祖かもしれません。何であれ大切なのは、あなたはたくさんの叡智に守られ、いつでもあなたのサポートが周りにあるということです。

この叡智に助けを求めてみてください。あなたが聞きたいこと、助けを求めてみたいこと、何でも尋《たず》ねてみてください。

「健康になるためには、どうしたらいいのでしょうか?」

「調子が良くなったり、状態が良くなったりするためにはどうしたら良いのでしょう?」

「愛する人を失ったら、どの様にサポートを受けたらいいのでしょうか?」

「自分の息子のことはどうしたらいいのでしょうか?」

「私の娘のことはどうしたらいいのでしょうか?」

「私の両親のことはどうしたらいいのでしょうか?」

「私の仕事のことはどうしたらいいのでしょうか?」

「私の経済状態はどうしたらいいのでしょうか?」

大きすぎる質問も、小さすぎる質問もありません。あなたにとって大切な助けを求めてください。

静けさの中にいてください。そしてあなたの心を開き、答えがやってくるのを待っていてください。

しばらくこの大切な、静かな時間を保ってあげましょう。あなた自身の心をオープンにして、答えを待ち、その答えを受け入れてください。

(少し時間をおいてから)

この体験から、あなたが前進するにあたって、あなたが必要な助けに、心を開いてください。何が自分にとって必要なのか、何がほしいのか、それを尋《たず》ね、その答えに心を開いてください。それは不思議なタイミングや、不思議な状況で顕《あらわ》れてくるかもしれません。状況がどうであれ、それが来たときには、「これだ」という高い確信があります。

自分の中で「解っていた」「これだ」と心や腹の底で感じるでしょう。そういった答えが得られたら、次に行動を起こすことをしてください。そしてこの行動をいつ開始するかというタイミングを、きちんと見定めてください。遅すぎず、早すぎないように。この約束ごとを忘れないでください。

助けを求めれば、それは得られます。探し求めれば、それは得られます。ノックをすれば、扉は開かれるのです。

あなたがもっとも愛するものを想像してください。あなたがこの世で最も愛しているものに注ぐ愛以上に、私自身をこの世に送り出した力は、私たちに愛を注いでいるということを知っていてください。

既にその愛があなた自身の中にあり、あなた自身が、その愛そのものであるということを感じてください。

ゆっくり意識を現実に戻してください。周りにいる人を意識してください。

音に注意を払ってください。

光に注意を払ってください。

あなたのリズムで、今ここにもどってきてください。

（これでおしまいです）

代替《だい》替《たい》療法の種類と基礎的ガイド

岸原千雅子（NPO法人 日本ホリスティック医学協会事務局長）

テレビや雑誌で紹介される多くの健康情報や、健康食品の数々。これらの情報はきまって断片的です。どんな療法があるのか、何をどう選択したらよいのか、現在「代替療法」と呼ばれているさまざまな方法をわかりやすく整理してご紹介いたします。

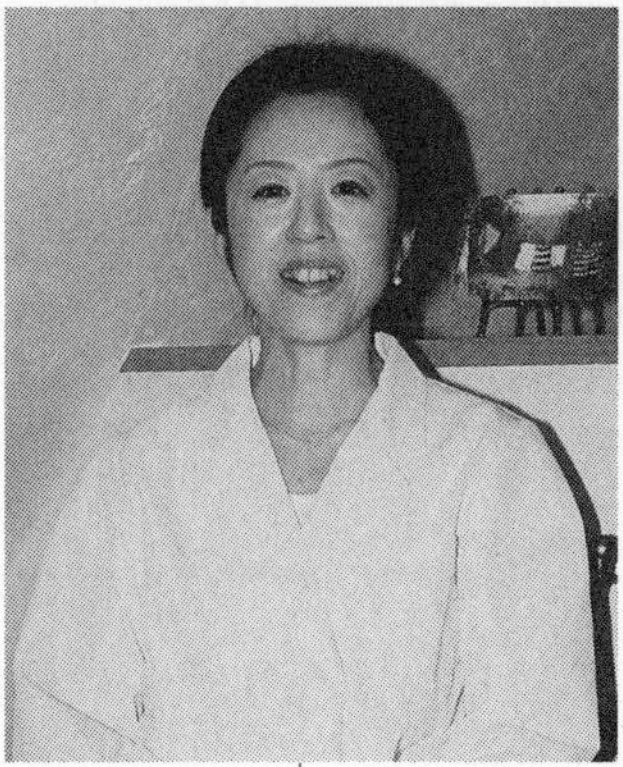

代替療法の種類と治療法

代替療法が発展してきた地域、文化圏はさまざまで、また、日常の中で、自分一人でできる療法から専門家の施術を受ける療法まで難易度にも差があります。これらの関係をわかりやすいようにまとめたのが次ページの図です。

また、代替療法のもう一つの区分に、治療方法別にみる方法があります。これは「疾患に対する治療」、「自然治癒力を賦活させる方法」、「病気と取り組む日々のケア」、「心理的なケア」、「自分のための対処法（オリジナル代替療法）」の5点です。以下に概要を説明いたします。

1 疾患に対する治療

西洋医学（薬物療法、外科手術、化学療法、放射線治療など）、ホメオパシー、漢方、鍼灸、ハーブ医学、アロマテラピー（とくに抗ウィルス・抗菌・殺菌作用のある精油やハーブを使

きしはら　ちかこ
NPO法人日本ホリスティック医学協会事務局長。お茶の水女子大学卒。国際IFA認定アロマセラピスト。日本アロマテラピー協会学術調査研究員。日本トランスパーソナル学会理事。日本心理臨床学会準会員。日本カウンセリング学会会員。アロマテラピートリートメント&ケアルーム・アルケミア代表。健康関連フリーライター。著書に「ホリスティック医療のすすめ」（日本実業出版社）。（156頁参照）

代替療法の分類例

代替療法の全体像を把握するための分類例です。これ以外にも分類方法はさまざま考えられますが、少しでも理解を深めるための参考にしてください。

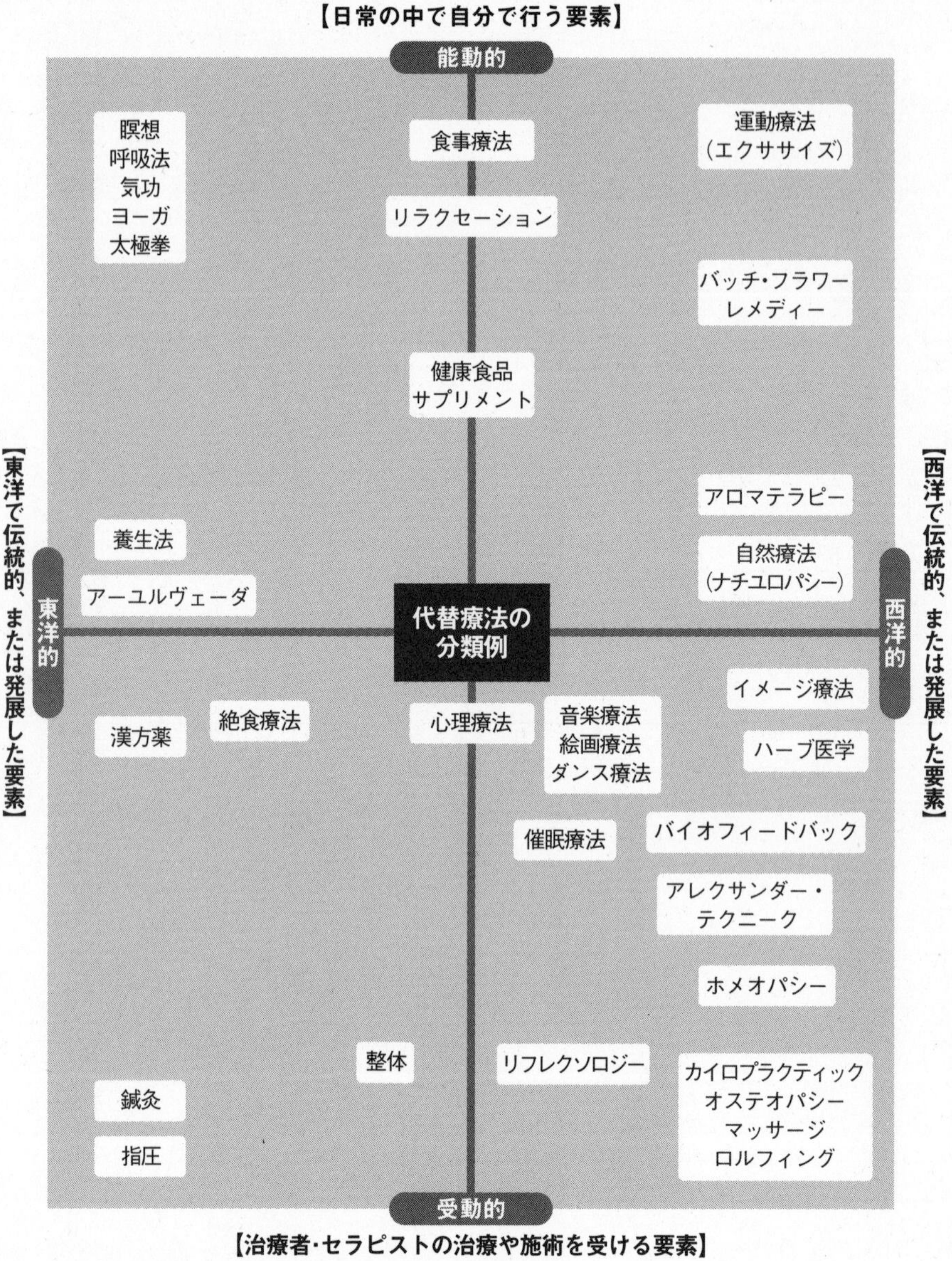

「ホリスティック医療のすすめ」(日本実業出版社刊　岸原千雅子著) より

った感染症へのアプローチ）など

疾患に対する治療は、疾患の原因を取り除いたり、病巣や症状を除去したり、といった西洋医学的な治療全般がこれに当たります。

「ホリスティック医療は、自然治癒力を主体とした医学なのだから一切外科的手術は受けないほうが望ましい」などの誤解もありますが、西洋医学もひとつの選択肢として、その利点を最大限活用しようというのがホリスティック医療と私は考えています。緊急時や生命に危険がある場合には、西洋医学の治療を受け、救急の事態を乗りきって、その後、本来の自然治癒力が十分に働くように、病気の状態や進行度に合わせて利用していくことが大切です。

2 自然治癒力を賦活させる方法

食事療法、漢方、鍼灸、瞑想、アーユルヴェーダ、ホメオパシー、ハーブ医学、アロマテラピー、オステオパシー、マッサージ、自然療法（ナチュロパシー）、ロルフィング、イメージ療法、アレクサンダー・テクニーク、バッチ・フラワーレメディー、養生法など

総合的に自然治癒力を高め、治癒、病気の再発を予防する手法として漢方薬や鍼灸などの中国医学的なアプローチ、アーユルヴェーダやチベット医学などが主な治療法です。

さまざまな食事療法も、この中に含まれます。また、アロマテラピーの精油を含むハーブ医学は、全体としては自然治癒力を高めるものですが、西洋医学を基本にとらえられている側面もあり、それぞれの植物が持つ抗菌、抗炎症、鎮痛などの特性を疾患の治療に役立てるという側面もあります。

3 病気と取り組む日々のケア

アロマテラピー、マッサージ、鍼灸、指圧、整体、ヨーガ、気功、太極拳、運動療法（エクササイズ）、リラクセーション、バッチ・フラワーレメディー、瞑想など

糖尿病や高血圧、心臓病、気管支喘息や皮膚炎などのアレルギー疾患、がんなど、さまざまな慢性病を患う患者や家族にとっては、日常の暮らしがそのまま病気との取り組みです。そんな日々の中で、ひとときの肩の荷を下ろすケアの時間をもつことが役に立ちます。

痛みや疲れ、凝《こ》り、だるさなど、さまざまな身体症状のケアにもなります。自分にあった治療法を、一つか二つ持っておくのは重要です。

鍼灸、指圧やアロマテラピーなどの

各種マッサージ、整体などのボディーワークや、人によっては、ヨーガや気功、太極拳などの教室に出かけるのが向いている人もいるでしょう。それは病気と取り組む毎日の疲れを癒し、緊張をほぐし、ひととき休息するための必要な時間です。

肉体的にも、筋肉の緊張や張りがほぐれ、血流もよくなり、心身ともにリラックスすることができます。こうしたケアは、自然治癒力を高めることにもつながります。

4 心理的なケア

心理療法、絵画療法、演劇療法、音楽療法、ダンス療法、園芸療法など

自然治癒力を高める方法として、心理的なケアも見逃せません。これは、患者だけでなく、患者のごく身近にいて介護する家族や親戚、友人・知人にとっても必要なことです。

心理的ケアには、まず自助グループとか患者会と呼ばれる、同じ病気を抱える患者や家族のミーティングに参加する方法もあります。

グループでの活動がなじめない、身近にそういう機関がないときは、心理療法やカウンセリングを利用できます。心理療法家は、専門的なアプローチで悩みや問題を一緒に整理をしていくうちに、自分自身の中からいま問題になっていることに対する対処のしかたが浮上し、そこに隠された大事なメッセージに気づき、悩みや問題を解決することができるようになります。

5 自分のための対処法(オリジナル代替療法)

病気としばらくつきあっていくと、何かしら日常の中で、自分なりに対処できる方法を見つけていくものです。入浴のしかたや犬の散歩、睡眠の取り方や薬の飲み方など、どんなことでもいいのです。「自分なりに工夫して症状が楽になる、どうしようもないときにはこうやって乗りきる」といったオリジナル療法をみつけてください。

私がおすすめしたいのは、夜みる夢を記録する「夢日記」です。かつてギリシャの人びとは、病気になると癒しの手段としてアスクレピオスの神殿にこもり、夢から治療のためのアドバイスを得たといいます。今日でもプロセス指向心理学やユング心理学などの心理療法では、病気の治療に関するヒントやアドバイスを得るために、夢を活用しています。

本当に必要なものは、実は自分がいちばんよく知っているものです。自分の直感に従って自分でできる対処法を見つけ、それを活用していくことで自分で自分を癒す感覚が育ち、自然治癒力が高まっていくのです。

各種代替療法の基礎的ガイド

さまざまな代替療法のなかから、46種の療法について、NPO法人日本ホリスティック医学協会事務局長の岸原千雅子さんに解説をしていただきました。どんな代替療法があるのかを理解するために、また、あなたにとって適切な代替療法は何かを見つけるためのヒントとしてお役立てください。

伝統医療

【アーユルヴェーダ】【漢方】【鍼灸】【気功】【ヨーガ】

食事療法・自然療法

【食事療法】【マクロビオティック】【ゲルソン療法】【健康食品・サプリメント】【ホメオパシー】【養生法】【ハーブ医学】【アロマテラピー】【自然療法】【バッチ・フラワーレメディー】【絶食療法】

痛みやストレスを癒すボディーワーク

【オステオパシー】【アレクサンダー・テクニーク】【カイロプラクティック】【指圧】【あんま】【整体】【マッサージ】【クラニオセイクラル】【太極拳】【フェルデンクライス】【操体】【リフレクソロジー】【ロルフィング】

心理療法・心身相関的アプローチ

【心理療法】【園芸療法】【イメージ療法】【バイオフィードバック療法】【演劇療法】【絵画療法】【音楽療法】【催眠療法】【生きがい療法】【ダンス療法】【リラクセーション】【笑い療法】

エネルギー(気)療法

【エネルギー療法】【スピリチュアル・ヒーリング】【色彩療法】【セラピューティック・タッチ】【波動療法】

伝統医療

【アーユルヴェーダ】

紀元前1500年頃より行われているインドの古代伝統医学で、サンスクリット語で「生命の科学」という意味です。基本原則は、生命力、バランス、肉体・精神・環境・自然との完全な関係・調和です。主な治療法は、食事療法、薬草療法、体内洗浄、各種ヨーガや瞑想《めいそう》の実践。体質（ドーシャ）を重視し、その基本はカパ、ピッタ、ヴァータの三つに分けて考えます。一人ひとりの体質に合わせ各種療法を用いて健康維持や病気の治療を行います。

【漢方】

中国伝統医学の手法の一つで、体質や体調等に応じて数種類の生薬（植物や動物など自然界の物質を用いた薬）を配合した「漢方薬」を服用するのが特徴です。何千種類にも及ぶ生薬が、さまざまな病気、症状に適応されます。湯液《とうえき》とも呼ばれ、本来は生薬を煎《せん》じて服用しますが、最近ではエキス剤の形で保険医療の範囲内で広く手軽に用いられるようになりつつあります。服用が苦手な人は、漢方入浴剤としても使用できます。

【鍼灸《しんきゅう》】

漢方と同じく中国伝統医学の一つで

す。生命エネルギーである〈気〉の出入り口（ツボ）を鍼《はり》や灸《きゅう》で刺激して、気の流れを整えることで症状を軽減し全体のバランスを整えます。鍼灸は、幅広く、痛みやこりなどの症状を改善するとともに、エネルギーの流れを整えることで、自然治癒力を高めます。世界中で用いられ、世界保健機関（WHO）や米国国立衛生研究所（NIH）でも、科学的に効果が証明されています。

【気功】

中国語で「功」とは鍛錬《たんれん》を意味します。気の鍛錬《たんれん》（トレーニング）法の総称で、多くの方法があります。また、気功には、内気功と外気功という二つのタイプがあります。内気功は呼吸法を訓練して、自分の気を強めるための動作を実践する方法で、外気功は、気功師が患者に直接ふれて、または間接的に患者に気を送り込む方法です。内気功は、一度その方法を修得すると後は自分自身で体の状態に応じて個々に鍛錬をすることができます。調心（心の調整）、調息（呼吸の調整）、調身（姿勢の調整）の三つを整えることによって、心身を充実させ自然治癒力を高め、健康を増進します。

【ヨーガ】

紀元前3000年頃より行われているアーユルヴェーダと並ぶインド古代伝統医学体系の一つです。心と体を統一して宇宙と合一することを目指し、呼吸法、体位（アーサナ）、瞑想《めいそう》、生活法などのテクニックを用います。また、哲学とテクニックをバランスよく持った伝統的医学体系で究極的な心のやすらぎをつくりだすテクニックの総称でもあります。ヨーガを実践する人は、深い瞑想状態を目指しリラクセーションを高め、心身の不調を取り除くことを共通の目的としています。ヨーガには、ハタ・ヨーガ、ラージャ・ヨーガなど数々の流派があります。

食事療法・自然療法

【食事療法】

食事によって治癒力を発露《はつろ》させる方法の総称で、特定の食事法には、マクロビオティックやゲルソン療法などがあります。また、糖尿病などの生活習慣病の治療法としても食事療法はよく利用されています。特定の食事法以外にも、生体へのダメージを減らし、修復する食事（農薬や添加物などの化学物質を避け、抗酸化作用のある食品等）をとる方法や、ショウガやニンニクなど薬効効果のある食べものをとるなど多様な方法があります。薬膳は、中国医学の中で発展し、陰陽五行説《いんようごぎょうせつ》の根本哲学にのっとって陰陽のバランスを整える食事療法です。その人の体質やそのときの体調を診《み》ながら、不足しているものを補ったり、過剰なものを取り除くために、それぞれの食べ物の有効成分や、調理法を活用します。

【マクロビオティック】

中国の陰陽《いんよう》思想を基本に桜沢如一《さくらざわゆきかず》氏が開発した哲学が背景にある、独自の食事・生活法です。無農薬の穀物、その土地でとれる旬の野菜、海草、伝統製法の味噌、醤油、自然塩などを食べることで、自然のリズムに調和して健康な身体をつくることを目的とします。魚を含め動物性食品を一切用いないのが原則で、玄米菜食《げんまいさいしょく》法として知られています。

【ゲルソン療法】

マックス・ゲルソン医学博士が、1930年代に開発した食事療法です。当初は結核治療に用いられていましたが、現在はがんの退縮・再発予防に応用されていますが、日本ではあまり用いられていません。大量の生野菜・果物ジュースの摂取、脂肪・動物性たんぱく質抜きの食事、およびコーヒー浣《かん》腸《ちょう》やひまし油浣腸《かんちょう》などが特徴です。

【健康食品・サプリメント】

健康補助食品、栄養補助食品、機能性食品などと呼ばれ、ビタミン・ミネラルをはじめ、多くの種類があります。不足する栄養成分の補助のために用いられるのが一般的ですが、積極的に病気の予防や治療法として役立てることもあります。

【ホメオパシー】

ドイツの医師で、現代ホメオパスの祖、クリスチャン・ザミュエル・ハーネマン氏が開発した療法で、同種療法とも訳されています。ホメオパシーが治療の手技として実践されるようになったのは、ここ200年程のことです。原理は古代ギリシャ時代から知られていて、考え方は少なくとも2500年前から存在していました。既にその頃、医学の父と呼ばれているヒポクラテスが原理を述べています。現在のホメオパシーは、ハーネマン氏により原理と法則が再発見されたことが起源で、病気の症状と似た症状を引き起こす物質を希釈《きしゃく》して、レメディーという薬にしてごく微量投与し治療するのが特徴です。医薬品と違って一般的には副作用もなく、体にやさしい温和な療法です。現在、ホメオパシーはごく一般的な療法として、ヨーロッパでは広く利用されています。症状や疾患の治療として使われる一方、同時に人間まるごとの調和をはかることで、全体の治癒力を高める面もあります。

【養生法】

温泉や鍼灸、指圧など伝統的な療法を生かしながら、自然治癒力を高める方法です。自然に恵まれた環境の中で、きれいな水、おいしい空気、そしてできるだけ自然な農法で採られた作物を食べ、その中で散歩や運動をするなど、自然に囲まれた生活を重視することが特長です。

【ハーブ医学】

中国の漢方薬同様、西洋で伝統的に使用されてきた薬草医学の体系です。手法としては、ハーブを、ティー、チンキ剤、サプリメント、軟膏《なんこう》などの形で用います。ティーとは、ハーブの水に溶ける有効成分を摂《と》りいれるための手法です。

チンキ剤は、ハーブをアルコールにつけて水溶成分と油溶成分の両方を抽出して作ります。サプリメントは、ハーブの成分を抽出して、錠剤などの摂りやすいかたちにしたものです。軟膏《なんこう》は、肌にすり込むことによって皮脂に溶け込ませ、皮下の血流にのせて有用成分を全身に摂り入れる方法のことで、服用方法と違い薬が飲めない、たとえば胃の弱い人でも利用できるという利点があります。

【アロマテラピー】

植物から抽出される100%天然の芳香《ほうこう》揮発《きはつ》成分、「精油（エッセンシャル・オイル）」を用いた療法。精油のもつ殺菌消毒作用、鎮痛作用、免疫賦《ふ》活《かつ》作用などの体への働きや、抗うつ作用、鎮静作用などの心への働きなどを利用して、総合的に健康や治癒に役立てます。

精油を使った健康法・治療法は、古代より世界各地で行われてきましたが、1928年、フランスの化学者であるルネ・モーリス・ガトフォッセ氏が『アロマテラピー（芳香療法）』という本を著し、精油の治癒効果を近代科学の中で見直したことが、現代のアロマテラピー普及のきっかけとなりました。以後フランスではおもに医師や薬剤師によって、内服法（カプセルに精油を入れて服用する）を中心に発展。それがイギリスに伝わり、マッサージの形で皮膚を通して精油成分を吸収させるマッサージが現在の主流です。その他、香りを吸入する芳香浴、入浴（アロマバス）、局部的な塗布《とふ》、などの方法があります。

代替療法として日本では、イギリス式のマッサージが、おもにストレス性・心因性の不調に対する有効な手段として普及しているほか、医療資格者のもとで、と限定して、内服法や局部的な塗布法なども紹介されています。

【自然療法】

自然療法は、ナチュロパシーとも呼ばれています。ホメオパシーや漢方、ハーブ医学、水療法（水を利用した運動・理学療法的アプローチ）、マッサージ、カウンセリングなどのトレーニングを積んだ自然療法医が行う療法です。そのほかに、新鮮な空気や食事、水、日光、薬草を利用する、ドイツ出身の医師、B・ルスト氏が開発した自然療法もあります。

【バッチ・フラワーレメディー】

1900年代初期に、英国のホメオパシー医、エドワード・バッチ博士が発見した38種類の花のエッセンス（レメディー）を使う療法です。エネルギー療法の一つで、花のエネルギーを写し取った水を希釈して飲むことで、感情の深いレベルに働きかけ、心身のバランスを取り戻します。

【絶食療法】

食事を断つことで、疲労状態にある胃腸や肝臓、すい臓などの内臓に完全な安静と休養を与えて、本来の自然治癒力や、生命力を呼び起こそうという療法です。一般には絶食から回復するときに、おかゆ、ジュース（野菜ジュースや果物のジュース）を利用します。絶食療法は、リバウンドや副作用などの危険を伴うこともあるので、必ず専門家の指導のもとに行うことが大切です。

痛みやストレスを癒す ボディーワーク

【オステオパシー】

アメリカの医師、アンドリュー・テーラー・スティル博士によって、1847年に創案された手技療法の一つです。脳脊髄《のうせきずい》液の循環を重視して、ソフトなタッチで神経を抑制させながら施術する骨《こつ》調整法で、全身の筋骨格《きんこつかく》系のバランスを正し脳脊髄《のうせきずい》液の循環を回復させ自然治癒力や免疫力を高め、健康に導くことを目指します。骨だけではなくエネルギーの調節にもかかわります。急性、および慢性の筋骨格系疾患や、過去に負った外傷の後遺症、頭痛や顎関節《がくかんせつ》症候群などの緩和に技量を発揮します。

【アレクサンダー・テクニーク】

オーストラリアのF・M・アレクサンダー氏が開発したボディーワークです。原因不明の発声困難を、体を矯正することで改善した体験をもとに、体全体の調整法・健康法に発展させてきました。染みついた体のクセに気づき、「からだの使い方」を調整することで体のクセをもとに戻し、心身のバランスを取り戻します。

【カイロプラクティック】

カナダ出身のダニエル・デビッド・パーマ氏によって1895年に創案された刺激性の手技療法です。ギリシャ語のカイロ（手）とプラクティコス（技術）の合成語で、直訳すれば「手の技」になります。神経を興奮させながら骨の歪《ゆが》みを矯正《きょうせい》し、働きを正常な状態に戻すことを目的として、身体が本来持っている自然治癒力を発揮させ快方へと導きます。アメリカでは系統だったトレーニングのシステムが整っており、トレーニングを積んで正式なカイロプラクターという資格を持った人のみが施術できます。急性の筋・骨格系の痛みや、緊張性頭痛、外傷の回復に有効な手技療法です。

【指圧】

指圧療法は、文字どおり手指を用いて人体の外表に圧を加え、血行を盛んにして体調を整える治療、及び予防法のことです。

大正初期に体系化されました。古法あんま、導引、柔道の活法を合わせ、圧を主体とした独特の施術に、アメリカの整体療術（オステオパシーやカイロプラクティックなど）の理論と手技を取り入れた、遠心性の手技です。薄い服の上から鍼灸のツボに対し、手指を用いて一点圧を加え、神経、筋肉の機能を調整し、気（生命のエネルギー）の流れをよくして病気・治療に役立てる方法です。

【あんま】

奈良時代の初期７０１年に大宝令《たいほうれい》で医療における一分科として位置づけられたあんまは、古代中国から日本に入ってきました。心臓を軸に心臓から外の末梢《まっしょう》に向かって筋肉をおさえたり、つまんだりしながら、筋肉の硬直をやわらげ、筋組織の血流の循環をよくして新陳代謝《しんちんたいしゃ》を活発にします。直接的に循環機能を増進させることを目的として、一般に、薄い服の上から刺激をします。

【整体】

中国では「推拿《すいな》」といい、手で推すということを意味します。言葉通り体を整える、つまり身体全体のバランスを取り戻し、からだの機能を改善することで、免疫力を高め、自然治癒力を引き出すなどの効果がある伝統療法です。野口晴哉《のぐちはるちか》氏が開発した「野口整体」や、中国気功に基づいた気のバランスを整える「気功整体」などさまざまな流派があります。西洋の「カイロプラクティック」などが含まれることもあります。

【マッサージ】

マッサージは人類史の初めより、本能的に行われてきた療法であり、５０００年前の中国の文献や、古代エジプトのピラミッドの壁画などに、その様子が残っています。医学の父ヒポクラテスも、植物オイルを用いたマッサージをすすめていました。

現在普及しているマッサージは、スウェーデン人のペア・ヘンリック・リング氏が１８１３年、解剖学と生理学の知識をもとに開発した「スウェディッシュ（スウェーデン式）マッサージ」からさまざまに発展。滑《すべ》るような動きでなでる「エフルラージュ」、こねるような動きで筋肉に深く働きかける「ペトリサージュ」、軽くたたく「タポットメント」、指の腹で力をかける「フリクション」など特有の動作が用いられます。

いずれも血液やリンパ液の循環を促して筋肉の柔軟性を高め、リラックス効果をもたらすために行われ、体の末《まっ》梢《しょう》から心臓方向へと向かって施すのが基本です。

【クラニオセイクラル】

クラニオセイクラルは、アメリカのオステオパシー医、W・G・サザーランド氏が開発した療法です。頭蓋仙骨《ずがいせんこつ》療法とも訳されています。

頭蓋骨《ずがいこつ》と仙骨《せんこつ》に着目し、ソフトタッチで脳脊髄液《のうせきずいえき》の流れのバランスを回復させ、治癒力を高めます。手を当てるだけの一見穏やかなセラピーですが、体内の深いところにあるリズムにしたがって、からだを調整して、自分自身の内側にある潜在《せんざい》能力を引き出す療法です。

【太極拳】

中国武術の一つです。陰陽変化の理に則《のっと》ったもので、ゆるやかに円を描く動作が主です。陳式《ちんしき》・楊式《ようしき》などの大きく五つの流派があります。体内のバランスを取り戻して健康維持、病気治療に役立てます。

【フェルデンクライス】

フランスの物理学者M・フェルデンクライス氏が創り出したボディーワーク・メソッドのことで、体の動きを通して自然な自分を発見し、埋《うず》もれている可能性を引き出そうというものです。「動き」「バランス」「視線」「体重移り」という動きを利用して人間のあらゆる能力や機能を高めることを目的としています。

【操体】

医師、橋本敬三《はしもとけいぞう》氏が組み立てた健康法のことです。人間にとって自然な身体の動きと、不自然な動きによって起きる身体の歪《ゆが》みを見極め、ごく自然なからだの動かし方によって、体のバランスを調整して歪みのない身体を保つことを目的とした方法です。

【リフレクソロジー】

日本では「足裏健康法」とか「足裏マッサージ」としても紹介されていますが、直訳すると「反射療法」となります。足の裏、手のひら、耳に反射区《はんしゃく》があり、これらの反射区を刺激することによって、全身の健康状態を増進します。足裏などへの刺激を体の各部に反射させることによって、人間の自然治癒力を高めて体調を整え、健康を増進させるものです。

【ロルフィング】

アメリカの生化学者アイダ・P・ロルフ博士が開発した手技療法のことです。心理的なこころの緊張、ある種の傷を受けた記憶が筋肉の膜《まく》に残っていて癒着《ゆちゃく》しているという考え方に基づいています。筋膜《きんまく》に深く働きかけるマッサージ（深部マッサージ）によって、骨や内臓、筋肉などを含む筋膜に働きかけ、筋膜の硬直をゆるめることで、心身のバランスを回復させます。アイダ・P・ロルフ氏の弟子がロルフィングの流れをくみ、普及させた、「シン・インテグレーション」も、日本で普及しています。

心理療法・心身相関的アプローチ

【心理療法】

心の悩みや問題の解決に用いられるほか、心と体のつながりに注目して、症状の改善や病気予防にも利用されます。来談者中心療法（ロジャース派）、精神分析（フロイト派）、分析心理学（ユング派）など、さまざまな流派があり、またプロセスワーク、フォーカシング、動作手法など、とくに心身に働きかける手法や、森田療法《もりたりょうほう》、内観療《ないかんりょう》法《ほう》など日本で誕生した方法もあります。

【園芸療法】

植物を育てることや自然界とのふれあいは、私たちの暮らしに必要な、多くの生活要素と感情の表現をもたらします。その癒《いや》し（ヒーリング）や、治療（セラピー）の効果を、高齢者や障害者、社会的に弱い立場にある人びとの社会復帰、精神的回復、生きる力の再生などに役立てるのが園芸療法です。古くから知られている療法で、アメリカでは第2次世界戦後、後遺症に苦しむ退役軍人に大きな効果を発揮したことから、身体機能の回復を主な目的とし、またイギリスでは、高齢者や障害を持っている人へのサポートとして、社会活動の面で発展してきました。

【イメージ療法】

心と体の相関関係を利用しイメージによって苦痛を軽減して、治癒力を高める療法です。代表的ながんのイメージ療法に、サイモントン療法があります。がんの専門医であり、心理社会腫《しゅ》瘍《よう》学、精神神経免疫学において先駆者的存在のカール・サイモントン博士が考案した手法で、実際にこの治療を受けたがん患者は平均余命で3倍、生存率は2倍長いという博士の報告もあります。

現在、アメリカを拠点にドイツ、ポーランド、スイス、日本でも同プログラムを行っており、がん患者のセッションと同時にインターンのトレーニング指導も行っています。

実際の方法としては、まず心と身体をゆったりとリラックスした状態にして、その上で自分の身体が自然治癒力を発揮し、現在受けている治療で悪いがん細胞を治していくところをイメージするのが代表的なものです。具体的な例として、まず、自分の全身を描き、そこに自分のガン細胞を、さらに、そのがん細胞を自分自身の自然治癒力がやっつけていく様子を描き、それをみんなの前で発表するということがあります。

【バイオフィードバック療法】

血圧や脳の状態など、自分では調節できない生理状態を電気信号に変換して、そのフィードバックをコンピューター画面上などで本人が確認できるようにした装置を用います。そして、意識的にそれらの状態をコントロールすることで、自律神経系の症状改善に役立てる療法のことです。

【演劇療法】

心理療法、芸術療法の一つです。演劇療法は演劇によって自己を表出することで、場やメンバーのつながりの力に支えられて気づきや治癒力の発露を期待します。サイコドラマは心理療法の一つの分野です。

【絵画療法】

テーマをもとに、あるいは自由に絵を描き、自分自身を表現する心理療法の一つです。気分を解放しリラックスをもたらすだけでなく、自らの病気や人生について気づきがもたらされる効用もあります。

【音楽療法】

音楽を聴くという方法と、自分で演奏するという療法があります。また、音そのもののもつ波動エネルギー的な働きで癒される「音療法」もあります。音楽を聴く、歌う、演奏する、創造することで健康の回復をはかり、創造的に生きる喜びを分かち合うもので、病院における集団療法などでも用いられています。

【催眠療法】

心理療法の一つで、セラピストの誘導によって深い意識状態におもむくことや、気づきを得、生理状態に変化をもたらし、自律神経の働きを整えることなどを目指します。

【生きがい療法】

伊丹仁朗《いたみじんろう》医師（岡山・すばるクリニック医長）が、日本独自の心理療法である森田療法の見地《けんち》を生かして、がん患者の再発防止や長期生存のために開発した療法です。生きがいや笑いなどによる免疫機能の向上を重視します。

【ダンス療法】

自由な動きや特定のダンスをすることで、自己を表出する療法です。心理療法、芸術療法の一つで体の動きがもたらすバランスの回復、自分自身への気づきなど複合作用が期待されます。

【リラクセーション】

体と心の緊張をときほぐし、症状を和らげ治癒力を回復させます。リラックスをうながすために、イメージ療法、呼吸法、自律訓練法など多くの方法が利用されます。

【笑い療法】

アメリカのジャーナリスト、ノーマン・カズンズ氏が、自らの膠原病《こうげんびょう》治療に成功した体験をもとに考案した方法です。免疫力が高まるなど、笑うことによる効果を利用する療法です。

エネルギー（気）療法

【エネルギー療法】

人間の五感で通常感じられない（気）などの生命エネルギーを、病気の治癒や改善に役立てる療法の総称です。気功や鍼灸《しんきゅう》、ホメオパシー、セラピューティック・タッチなど多くの療法が含まれています。

【スピリチュアル・ヒーリング】

イギリスで公認されている公認ヒーラーが行う手かざし療法のことです。病院やクリニックでも補助的に利用されています。

【色彩療法】

色彩のもつ波長によって、人間の微細なエネルギーレベルに働きかけ、心身のバランスを回復させる療法です。色彩光線をあてる方法、マッサージと組み合わせる方法があります。色のついたマッサージオイルを体に塗ることで色のエネルギーを体に取り入れるのがその基本です。

【セラピューティック・タッチ】

ニューヨーク大学看護学者のD・クリーガー博士が開発した療法です。離れた場所から体に手をかざすことで、生命エネルギーを調節し、症状の緩和に役立てます。

【波動療法】

波動共鳴器を使って数値化された人体のエネルギー状態を読みとる方法です。数値化された波動エネルギーにより、病院の検査とは別の側面から身体の状態を判断するという、カウンセリング的な要素もあります。必要なエネルギーをうつし取った水を飲用するほか、適切なホメオパシーの薬、レメディーの処方にも利用されます。

連載エッセイ

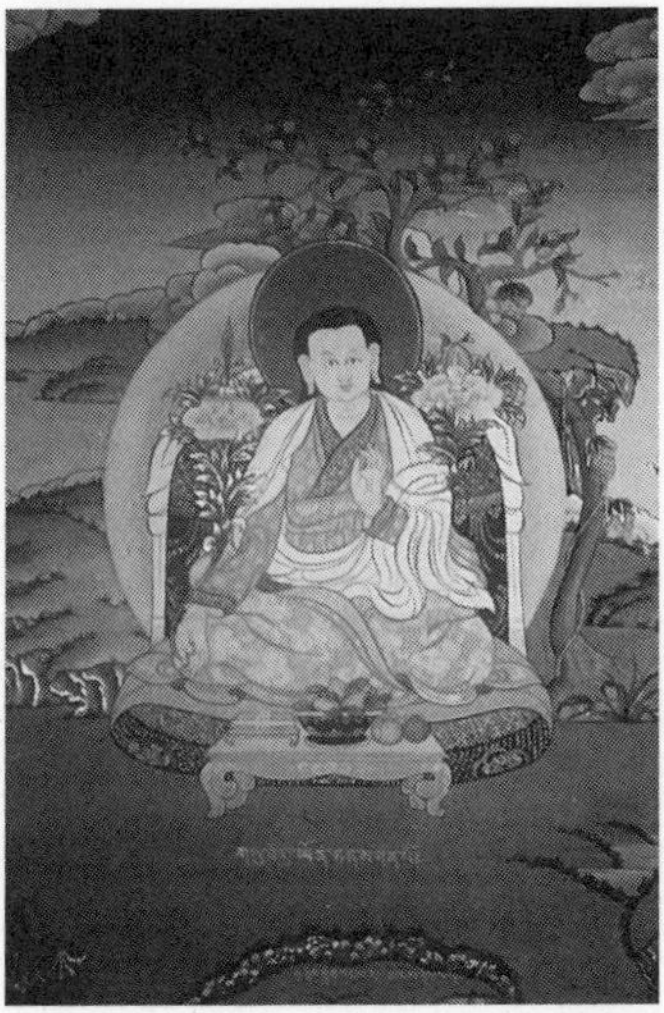

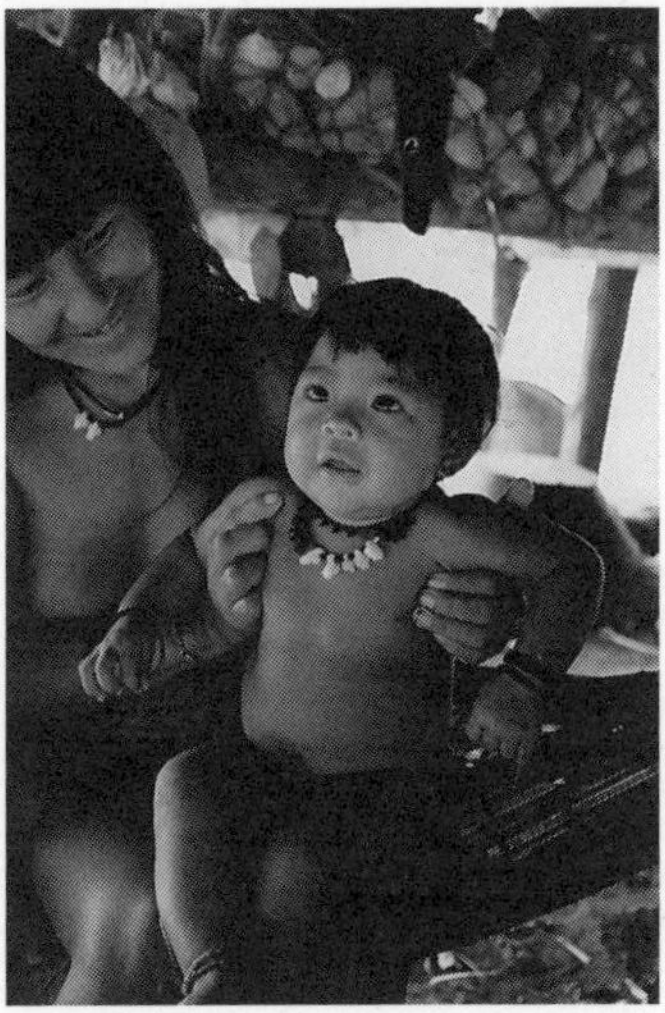

気付きと癒しと生命と自然。
医療の原点を感じさせてくれる、実録エッセイ。
伝統医療をチベットから、アマゾンの森から、
読者の皆様にお届けします。

Kenko Minami
南研子
（熱帯森林保護団体代表）

アマゾン、インディオからの癒し「今日という日に感謝する」

女子美術大学卒業。1992年より毎年３か月間以上アマゾンで先住民の支援活動を継続中。著書に天声人語で絶賛の「アマゾン、インディオからの伝言」（小社刊）がある。

Yasushi Ogawa
小川康
（チベット医学占星術大学２年生・薬剤師）

チベット医学童話「タナトゥク」インド・ダラムサラより

富山県出身。東北大学薬学部卒。2000年５月、外国人で初めてチベット医学占星術大学（メンツィーカン）に合格。現在同大学２年生。薬剤師。自然観察インストラクター。

連載
第❶回

アマゾン、インディオからの癒し

今日という日に感謝する

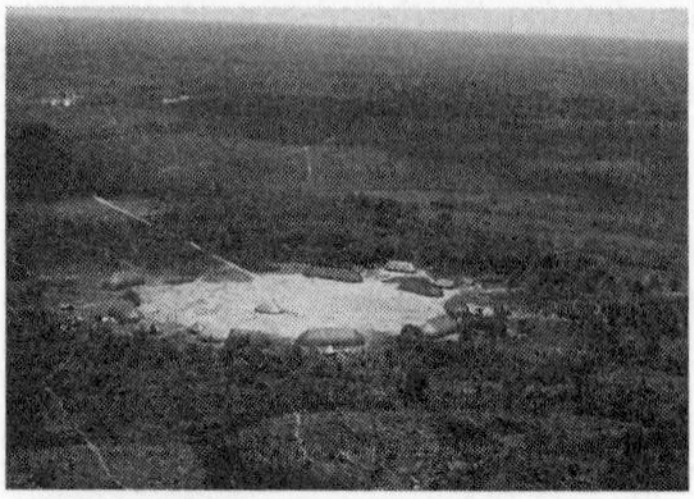

南 研子
（熱帯森林保護団体代表）

みなみ　けんこ
1989年イギリスの歌手スティングがアマゾンを守ろうというワールド・キャンペーン・ツアーを行い、日本を訪問した。その際、同行したのが縁で、同年５月「熱帯森林保護団体」を設立、活動を開始。ブラジルでの1992年世界先住民族会議を機会にその後十数回にわたりアマゾンのジャングルで先住民と共に、毎年３か月間以上暮らし支援活動を継続中。現在、熱帯森林保護団体代表（RAIN FOREST JAPAN）。著書に「アマゾン、インディオからの伝言」（小社刊）がある。（156頁参照）

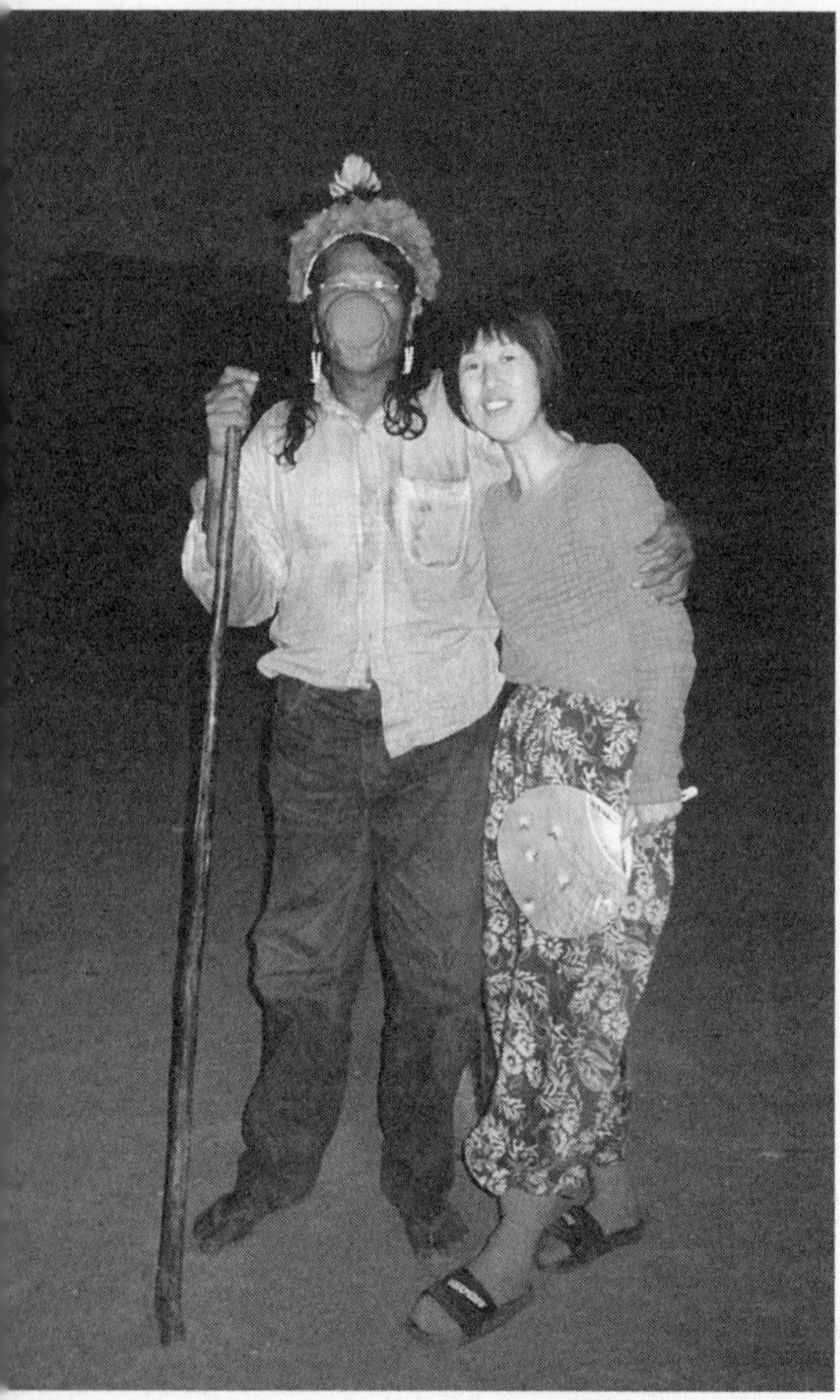

インディオの長老、ラオーニと。

あるとき呪術師が言った。

「研子、この世には病気など存在しないんだよ」

「じゃあ何故みんな病気になるの？」

「それは、病気の精霊が住む世界があり、たとえば誰かが腹が痛くなると、その腹痛精霊が呼ばれたと思って、その人の中に来るんだよ」

先住民の、貨幣も文字も無い生活に伝わる叡智。

私たちが今、深く学び取る何かが確かにそこにある。

NGO活動のため、亭主と別居!

　今から思えば1989年5月14日を境に、私の人生は変わった。現在私は、ブラジルのアマゾン熱帯林保護とそこに暮らすインディオと呼ばれ、また自らもそう名のっている先住民存続の支援活動を行っているNGO〈熱帯森林保護団体〉の代表をしている。

　1989年5月に、イギリスのロック歌手スティングがアマゾンのインディオ長老を伴い〈アマゾンを守ろう〉というスローガンの下、世界ツアーを行った。16か国を廻ったがアジアでは唯一《ゆいいつ》、日本だけを訪問し日本ツアーの受け入れ先の責任者が友人だったこともあり、一行が日本に滞在中のお世話を手伝う羽目になった。

　当時の私はアマゾンが南米大陸のどこにあるかすら、よく分かっておらず、ましてやジャングルに人が住んでいるなどとは思いもしなかった。5日間の東京滞在は、目まぐるしく過ぎたが、このときの印象として自分も含め、いかに日本の行政、企業、一般市民が欧米諸国と比べ環境問題に対して立ち遅れているかを痛感した。

　たとえば建物を建てる際に基礎工事に使う安い型枠材のコンパネ（コンクリート・パネルの略）や、高級家具材になるマホガニーが熱帯林だったことを、私はこのときまで知らなかった。日本に熱帯林は無い。ということは他国から伐採して運んで来る訳だ。経済力にまかせ、他国といっても第三世界が殆《ほとん》どだが、その国の環境を破壊して先進国が豊かで便利な生活を求める。何と身勝手なことか!

　欧米諸国の消費者は無謀な方法で製品になった物の不買運動を起こすが、我が国ではそのようなことは難しい。TVのコマーシャルに惑わされ、環境のことよりも利便性や価格で判断する人が大方だ。

　このときまであまり日常では考えなかったことを、考えるようになっていた。一行を次の訪問地であるオーストラリアに送るために成田まで同行した。

　別れ際に、アマゾンのカヤポ族長老、ラオーニと握手をしたとき、不思議なことだが、まだ行ったことのない、アマゾンのジャングルの風景が私の脳裏を掠《かす》め、川の音、風の匂《にお》い、豹《ひょう》の鳴声、むわっとした熱さを一瞬感じた。無言だがラオーニの目は語っていた。

「今のアマゾンの状況を日本人に伝える役割を引き受けてくれないか」

　私はそのとき、アマゾン支援をしていくことを心に決めた。

　とはいっても、それまで環境に関する知識があったわけではなく、専門の勉強もしていない者にとっては、一体何から始めたらよいのか見当もつかない。そのうえ当時は今のようにボランティアやNGOが一般に理解されていなかったので、他者に協力を求めることが難しかった。とにかく、自費で事務所を借り、暗中模索《あんちゅうもさく》の状態でスタートした。

英語も分からず、ブラジルの公用語であるポルトガル語などもっての他、海外からくる情報を理解しようにも人の手を借りなくてはならないので一苦労する。最初の内は全面協力してくれていた、我が亭主殿も「俺、アマゾンのために稼いでいるのかなあ。味噌汁一杯も家で飲めないんだ――」と不満顔になってきた。そりゃそうだ。スタッフ全員無給で、慣れない仕事をしているのだからアマゾンの仕事以外のことがおろそかになる。

我慢の限界を超えた彼から、アマゾンを取るか家庭を選ぶかを問われ、私はアマゾンを取り、亭主とは別居することになったが、現在はまた同居している。多少の貯えがあったが、この団体を設立して3年間で私は個人財産を使い果たした。あるとき、事務所の家賃更新で80万円が必要だったが、どうしてもそのお金が作れない。数日以内に払わねば出ていくしかない。

天を仰《あお》ぎ「私はやるだけのことをしました。事務所を持ってアマゾンの仕事をする意味がまだあるようでしたら、お助けください」と祈った。なんと！　その翌日に82万円の寄付があり、天は私を見捨てずにいた。

私という人間の背景

生まれ育った環境が私の人生観を大きく左右しているのだろう。父と母の年齢差が24歳あり、父が60歳のとき私が生まれた。孫とも言える娘の私を父は、こよなく愛したが、同じ位に自由であることが彼にとって必要だったので、母はだいぶ悲しい思いもしたようだ。今でも感謝している、その父からの言葉がある。常づね、

「弱い者の立場で物を考え、徹底的に好きなことをしなさい。本当に必要なものは後からついてくるから心配しなくていいよ。人間として卑《いや》しくないよう生きなさい。起きて半畳、寝て一畳あればよし」

と言っていた。自由気ままに生き天命を全うした父は、私の人生の師でもある。父は時どき人には見えないものが見えたり、未来を予知する力があり、子ども心に「変な人だなあ」っと思っていたが、深刻には受け止めていなかった。

血筋というか私も大人になるに従い、似たようなことが起こった。しかし、共感してくれる父はもうそのとき、この世にはおらず、さりとて人に話せば、気がふれたと思われるし――。そのうちに人の死まで予知したり、人が言葉

にする前に言わんとすることが分かったりして、相当悩んだが、他言はしなかった。

今でこそ、チャネラーとか予言者とかが巷《ちまた》で、もてはやされるようになったが、当時は一歩間違えば「あの人少し変わっている」と言われかねなかった。そして私は、結婚してまもなく、その一歩を間違って精神病院のお世話になったことがある。このときは自殺未遂をし、その後のケアが必要だったからだった。人生とは不可思議なもので、なんなく無事にそこそこに終わる人もいれば、盛りだくさんのできごとを超えなければならない人もいる。

もしもの話だが、世に言う前世や過去世が存在するとしたら、前者は前世で徳を積んで貯金を持ってこの世に生まれた人で、後者はその貯金が少ない人なのだろうと、私は勝手に解釈している。私は後者に当てはまり、それも借金してこの世に来たのではないか、と思うほどのできごとが起こる。

まず、結婚して火事にあい全財産（ホーローの赤い鍋、麻雀の三ピン、信楽《しがらき》の大皿が残る）を焼いた。それも私たち夫婦の留守中に留守番をしていた友人の火の不始末で。次は、破天荒な亭主故、違法行為のつけとして国営の別荘暮らしを1年半。その後亭主は厄年《やくどし》にバケツ一杯血を吐き、死線を彷徨《さまよ》うが復帰する。その間私は、車の事故で大ケガ

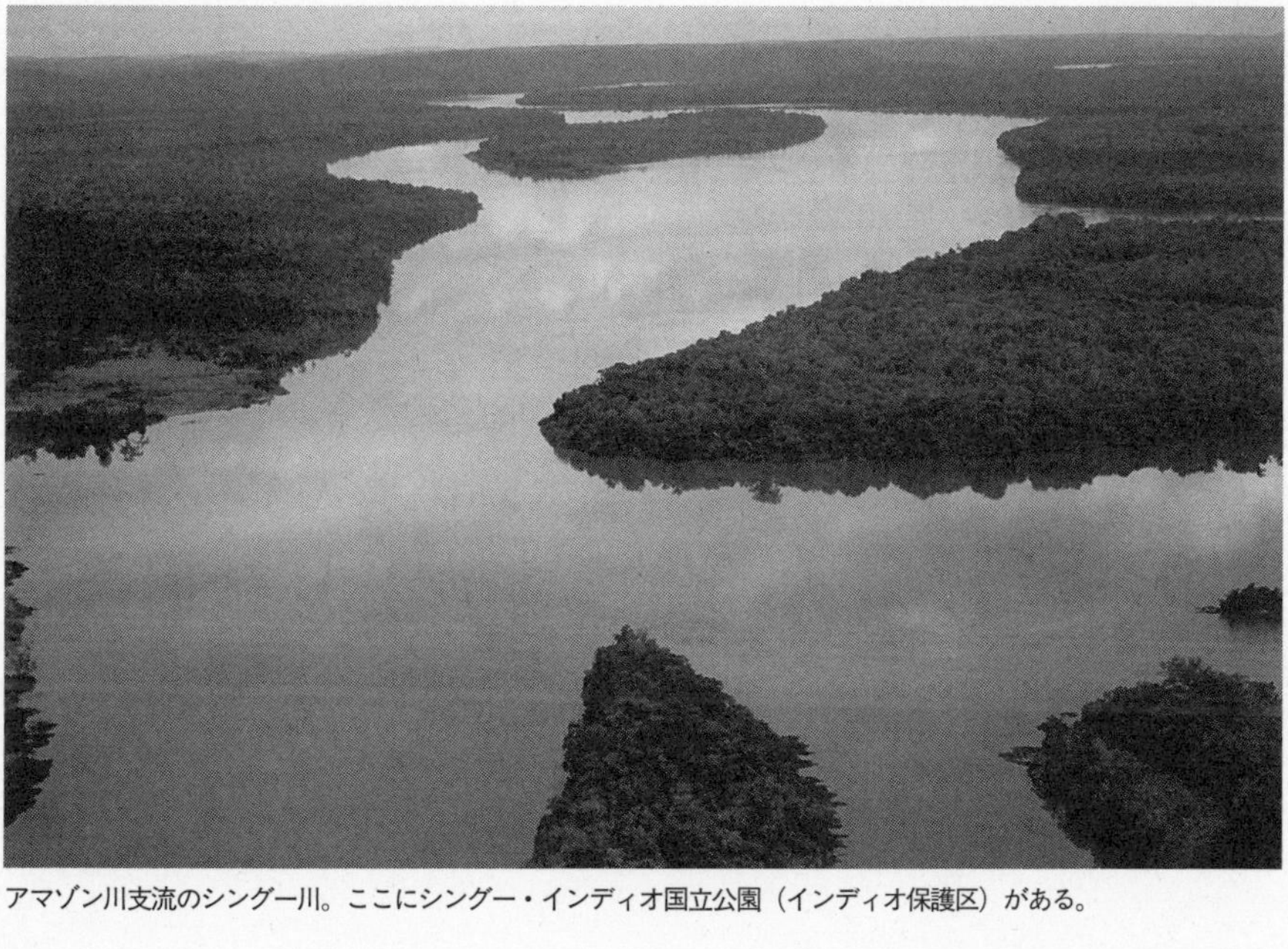

アマゾン川支流のシングー川。ここにシングー・インディオ国立公園（インディオ保護区）がある。

をし、あやうく右足を切断するかもしれないという大事になりそうだったが、それは免《のが》れたものの、今でも右足は痺《しび》れている。

亭主の女問題は日常茶飯事、どこぞに隠し子がいても不思議ではない。でも離婚しない。何千回と離婚を考えたが、その度に、まだこの人と一緒に何かやり残していることがあるような気がするからだ。40歳を迎えるまで私は、個人的なことでの体験で時を費やした。一人息子も高校生になり、己の幸せもいいが、誰かのお役に立てることはないかなあっと思っていたときに、アマゾンの長老と出会ったのだった。

1992年のエコサミットがブラジルで開催されたとき、私は初めて渡伯《とはく》し、支援対象地域を訪問した。この地域は18万平方キロメートルと広大で、そこに居住する18部族、約2万人のインディオの人びとは私たちとは異なった価値観で暮らしていた。まず何が違うかというと、ここにはまだ貨幣制度が確立しておらず、文字もない。世界広しといえど、お金が通用しない所など聞いたことが無い。

人びととの暮らし向きは、日本の石器時代に限りなく近く、大方の部族が狩猟採集の営みをしている。現在私はこの地域に、1年の内、3か月から半年近く滞在し、通算17回訪問している。NGO団体を設立した当初は、まさかこんなことになろうとは夢にも思わなかった。アマゾンと出会う前から、「ちょっと人とは違った人生を選択しているなあ」と、感じるときはあったが、一応人並に結婚をして、子も産み、まがりなりにも家事をこなしていた。

ただ既成概念に捕われることや、どこかに帰属する窮屈《きゅうくつ》さは動物的カンで避《さ》けていた。体験こそが学びの場だと信じ、失敗や反省は多々あったが、後悔は甚《はなは》だしく少ないような気がする。

私たちの団体の目的は、アマゾンの熱帯林保護とそこに暮らすインディオ存続支援で、先進国においての啓蒙活動も実施している。この地域はブラジル政府が法的に承認したインディオ国立公園で、外部からの訪問者は正式な滞在

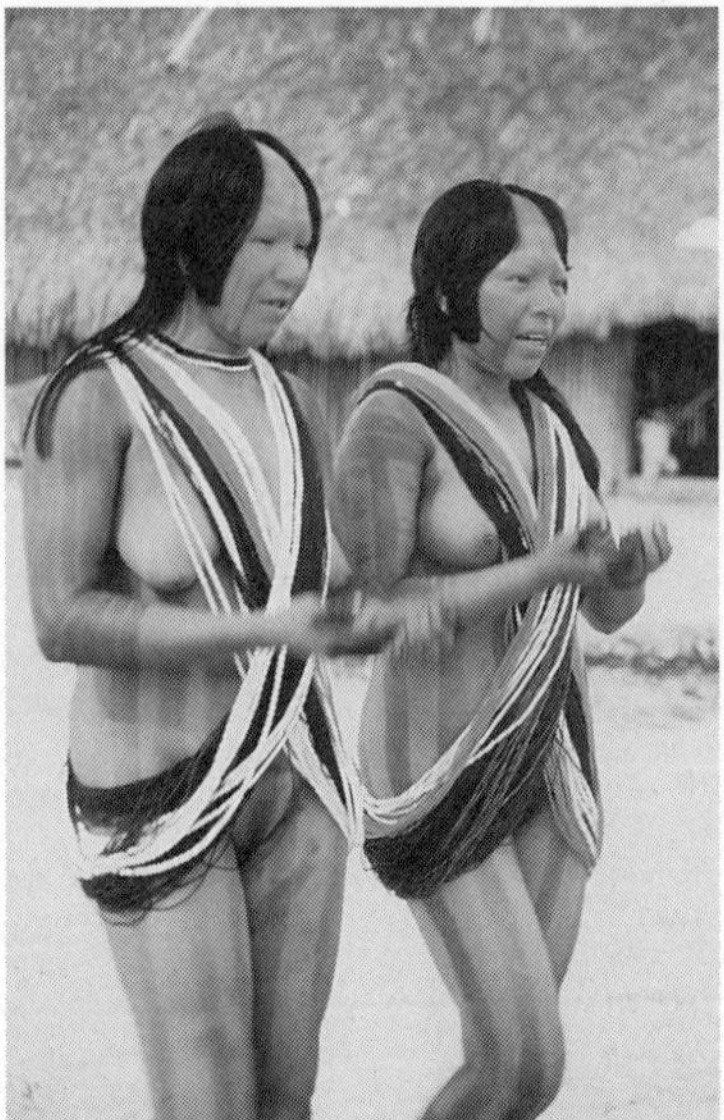
カヤポ族の女性たち。

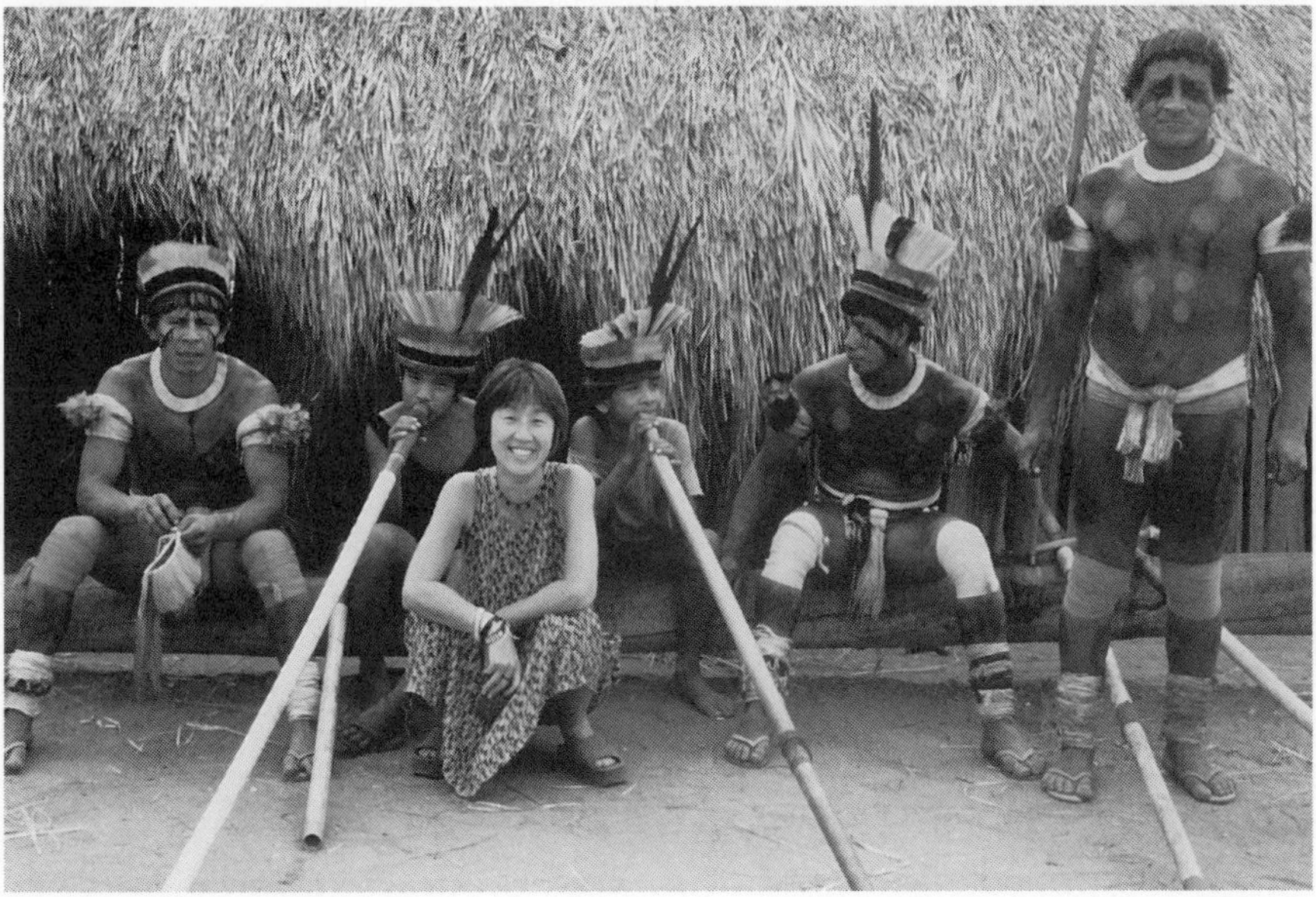

メイナク族の若者たちと南研子さん。

許可証がない限り入ることは禁じられている。私たちは、１９８９年から識字教育事業、緊急医療援助、植林など多岐に渡り支援しているので、ブラジルの行政との関係もスムーズだ。何より、今では、現地住民であるインディオの人たちと既に固い絆《きずな》ができ、信頼関係も確立している。

最初に訪れたときは、まるでタイムスリップしたかのようで、同じ地球でもまだこんな所が残っていることに驚きをおぼえた。当然のことだが、電気、水道、ガスは無く、携帯電話やコンピューターなどはほど遠い世界だ。お日様が昇ると起き、日が沈むと寝る。真に自然の摂理《せつり》にかなった生き方をしている。基本的には狩猟採集だが、近年この周辺で牧場造成や鉱物採掘の開発が進み、その影響で生物生態系が崩れだしたために、部族によっては耕作を始めたところもある。

主食はマンジョウカ芋《いも》（山芋の一種）で、川沿いの集落は魚を食するが、川から遠い集落では、猿、陸亀、アルマジロ、げっ歯類（カピバラ、大鼠《ねずみ》など）鳥などが蛋白《たんぱく》源になる。殆どの部族は調味料を使わずに、煮るか焼いたりするが、ある部族は水草の根から塩を採取する。

家族構成は女性の家族に男が婿《むこ》入りし、数家族で、多い所は20人以上、大きな椰子葺《やしぶき》の一つ家に暮らす。どの集落も５００人を越すと、二つに分かれて片方が他の地へと移る。集団が快適に生きる最大数を知っているのだろう。

各々の集落には必ず長老と呪術師が村を束ねている。当然、医者など居ないので呪術師が医者であり、長老と共に村の政事も取り仕切る。ここで私は面白い発見をした。あるとき、呪術師と話をしていて彼がおかしなことを言った。

「研子、この世に病気など存在しないんだよ」

私は、

「じゃあ何故みんな病気になるの？」

と尋《たず》ねる。

「それは、病気の精霊が住む世界があり、たとえば誰かが腹が痛くなると、その腹痛精霊が呼ばれたと思って、その人の中に来るんだよ」

私は思わず吹き出してしまったが、確かにこの地域での治療方法はわれわれ文明社会とは違う。呪術師の治療をみる機会があった。どんなに病人が苦しんでいようが、すぐに治療に入らない。まず病気の精霊との交渉から始める。

「どの位の滞在を考えていますか？」

と呪術師が精霊に聞く。

「居心地がいいので当分居る」

とかなんとか言うのだろう。その日は具体的な治療はせずに、それだけで引き上げる。翌日また同じ問答をして、

「本人も大分参っているので、お引き取り願えないだろうか」

そして薬草による治療を始める。この地域は全裸で暮らしているので、患者も呪術師も裸だ。呪文を唱えながら患者の身体を呪術師が何度も触る。

なんと！　その手から色々な物質が出て来るのには驚いた。何のトリックも無い！　ウズラの卵ほどの硬い白い石だったり、翡翠《ひすい》のような緑の石でも木でもないような物だったり、さまざまだ。呪術師はその物質を私に見せながら言う。

「研子、見てごらん。これがこの病気の精霊のうんこだよ。お腹が一杯になったからもう、病気の精霊は帰ったよ」

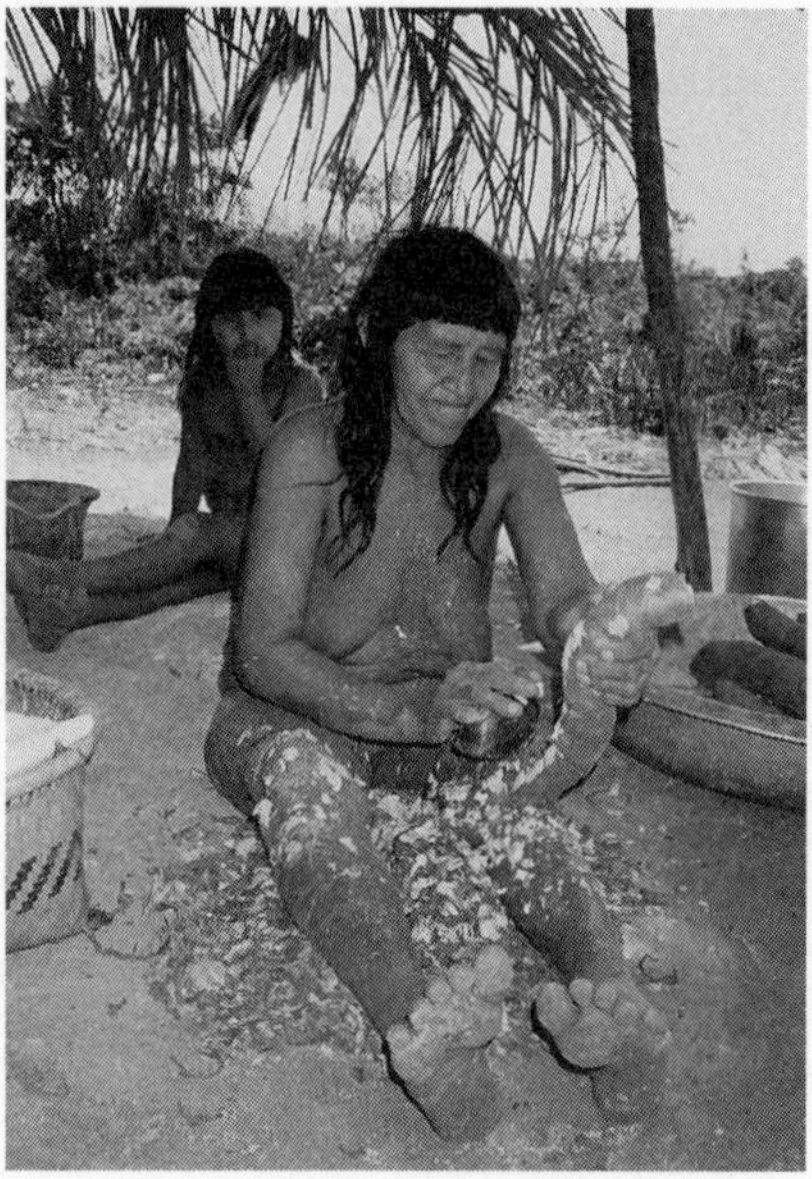
マンジョーカをむくメイナク族の年配の女性。

確かに今まで痛がっていた病人は、けろっとした顔をしている。私はそんな光景を数限りなくこの地で見てきた。一体医療って何？　と、思いたくなる。

　病は気からという言葉もある。が、それとはちょっと違う。三次元でははみ出してしまうようなできごとが、ここでは、当り前のようにある。誰も彼もがそのような能力を持ちあわせているわけではなく、呪術師は特別な訓練を必要とする。部族によって異なるが、私が会った数人の呪術師の共通点は皆、目が鋭く年を取らない。向き合うとすこぶるエネルギーが強く、身体が熱くなり汗が吹き出てくる。

　カマユラ族のシャパインという呪術師に私は質問をしたことがある。

「呪術師になるのは難しいの？」彼は答えた。

「いやあ簡単さ。たとえば、頭痛の人を直したいとする。ジャングルに入り心静かに座るんだ。そして植物と会話をするのさ。植物の方から儂《わし》に話しかけてくるよ。私の実を煎《せん》じなさいとか――」

　彼は森の薬草6000種を見分けることができ、動物とも話せる。カヤポ族の場合は、突然精霊から呪術師になるようにと、指名が来るようだ。それがまた大変な旅になる。族長であり、偉大なる呪術師でもあるラオーニは語る。

「儂《わし》もある日、寝ていたら誰かに起こされた。あたりを見回しても誰もいない。声だけが聞こえるんだ」

　まず、川に行きワニからの伝言を聞く。（嘘のような本当の話）ワニの言葉が理解できるまで、その場から立ち去ることはできない。ワニからのメッセージを持ってラオーニは森に住む蛇《へび》のところへ行く。今度は蛇からババス椰子《やし》へと伝え、たどり着いたところは森を司《つかさど》る精霊イプレリだったそうだ。ということは、動物、植物とラオーニは会話ができる。

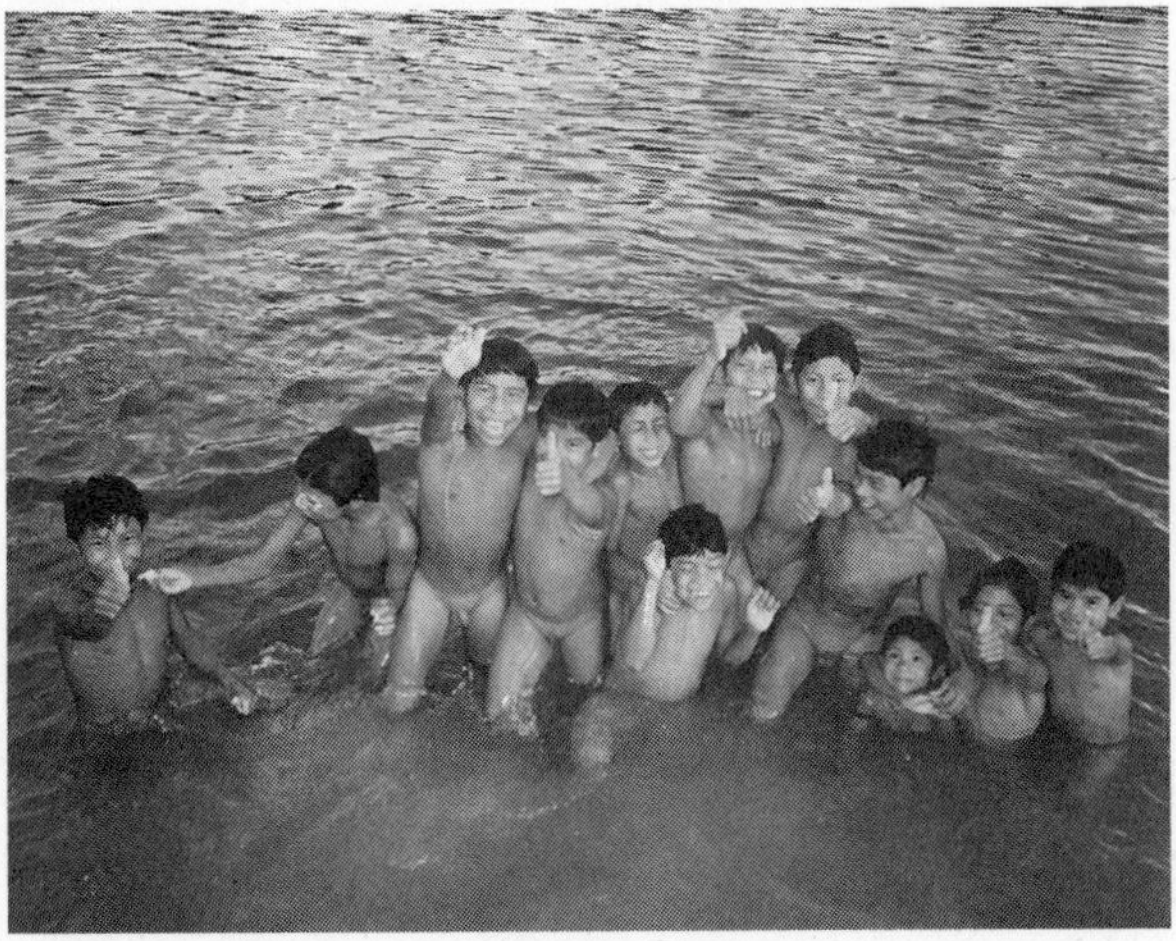

川で水あそびをしているメイナク族の子どもたち。

そういえば私にもこんな体験がある。数年前の話だが、20年以上住んでいた家、東京・代官山の同潤会アパートが立ち退きにあい、引っ越さねばならなくなった。その数年前に玄関先に植えた白いモクレンが一向に花を咲かせてくれない。せいぜい毎年良くて3つ位しか咲かないモクレンだった。私はその年モクレンに話しかけた。

「今年でここを出ることになったの。あなたを連れて行きたいけど、たぶん無理ね。それにしてもあまり花を咲かせてくれなかった」と。

なんと！　その年、このモクレンは36個の花を私に見せてくれた。今迄の精一杯のお礼をしてくれたのだった。

2002年8月にブラジリアで私は、ラオーニと共にインディオ支援の問題で大臣詣《もう》でをした。休日にラオーニが動物園に行きたいと言い出し、私は行かなかったが友人がお供をした。ラオーニは蛇山に直行し、飼育係りを呼び出して一匹の大蛇を指差し、

「あの子が腹痛で苦しんでいるから、この薬草をやりなさい」

と持参した草を差し出したという。前夜にラオーニのところに、この蛇がSOSを送ったらしい。そしてどの動物とも彼は話をしていたと、この友人は興奮して私に話をした。

私はブラジル滞在中にラオーニとは比較的長く一緒にいるので、興味深い話をよく聞かせてもらう。

彼は語る。

「研子、いずれこの森は白人によって絶滅する。インディオも動物も、森で生きるものは全部死ぬだろう。しかし、同時に文明社会も滅びる。この事実を白人は認識していない。目に見えるものだけを信じ、心の目で世界を見ようとしない。大事なことを考えるときは、必ず目を閉じることだ」

ラオーニの親族はブラジル人に皆殺しにあった。

しかし彼は、

「白人は嫌いだが、怨《うら》んではいない。憎しみは何も善いことを生み出さない。悪い想いは身体も心もダメにする」

と言う。それにしても彼は凄《すご》い。私だったら、こんな目にあったら、なりふり構わず、片っ端から白人を殺しかねないのに――。

ジャングル暮らしは筆絶に尽しがたいほど過酷だ。一年中、乾期雨期にかかわらず、寒暖の差が1日で30度近くあり、蚊のみならず、あるゆる虫に身体中200か所くらい、いつも刺される。風呂もトイレもない。ワニとにらめっこしながら川で沐浴《もくよく》をし、毒蛇やさそりを警戒しながら、外で手短かに用足しをする。食事だって私にとっては、肉体

を維持する餌《えさ》を食べるようなものだ。

　これだけ大変なのに、インディオとの暮らしは不思議と心身共に心地良い。快食、快便、快眠で、病気をしない。それどころかジャングル暮らしの写真を後日見ると、10歳位私が若く写っている。自然の法則で生きるここでの時間は、人間が地球で生きていく本来のテンポを思い出させてくれる。時間に追われることなく、せねばならないという脅迫《きょうはく》観念もない。謙虚さと感謝さえ忘れなければ、ジャングルは誰でも受け入れてくれる。

　紀元前から、この地に暮らしてきたインディオの人たちは、必要以上の発展を望まずに、独自の伝統文化を継承してきた。私たち文明人は確かに物質的には豊かになり、科学の進歩でたくさんの恩恵をうけてきたことは事実だが、人としての大切な心が置き去りになってしまったのではないだろうか。言葉で説明しづらいストレスが現在、文明社会を支配しようとしている。専門的なことは分からないが、大方の病気の原因はストレスだと言われ、あらゆる分野でストレス退治法もしくは、ストレス解消法を考えている。

　しかし私は、物質至上主義のわれわれの社会全体を大変革し、価値観の転換をせねば、ストレスはなくならないと思っている。アマゾンのインディオ社会は、ストレスはおろか、幸、不幸という言葉すらない。

　宗教とは一線を画すが、私は三次元で物事を判断する限界がこの世にはあり、四次元と言わないまでも、三・七次元くらいをキャッチする人間が増えれば、もっと社会が変わるのではないか、と真剣に思っている。鳥や花、水や石と語りあえたら人生は楽しいし、正にアマゾンにはこの三・七次元が存在する。

　私なりに、日本で暮らすときに心地よく生きる方法として、次のことを心掛けている。「物事に不安を抱かず、期待はせずに、嫉妬しない。良いことも嫌なこともどんどん忘れ、今に生きる。そして、今日という日に感謝する人間になるよう精進していきたい」ということである。

（次号へ続く）

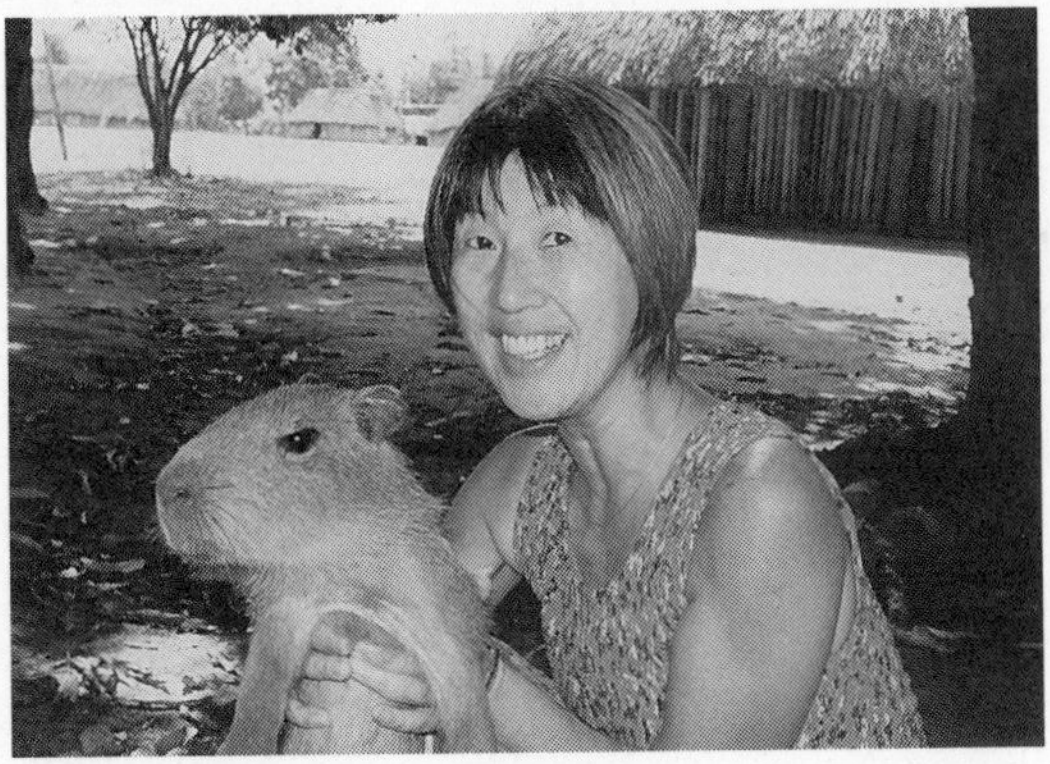

傷ついた野性動物を保護し、また森へ返す。

©富山県国際伝統医学センター　（「四部医典タンカ」より）

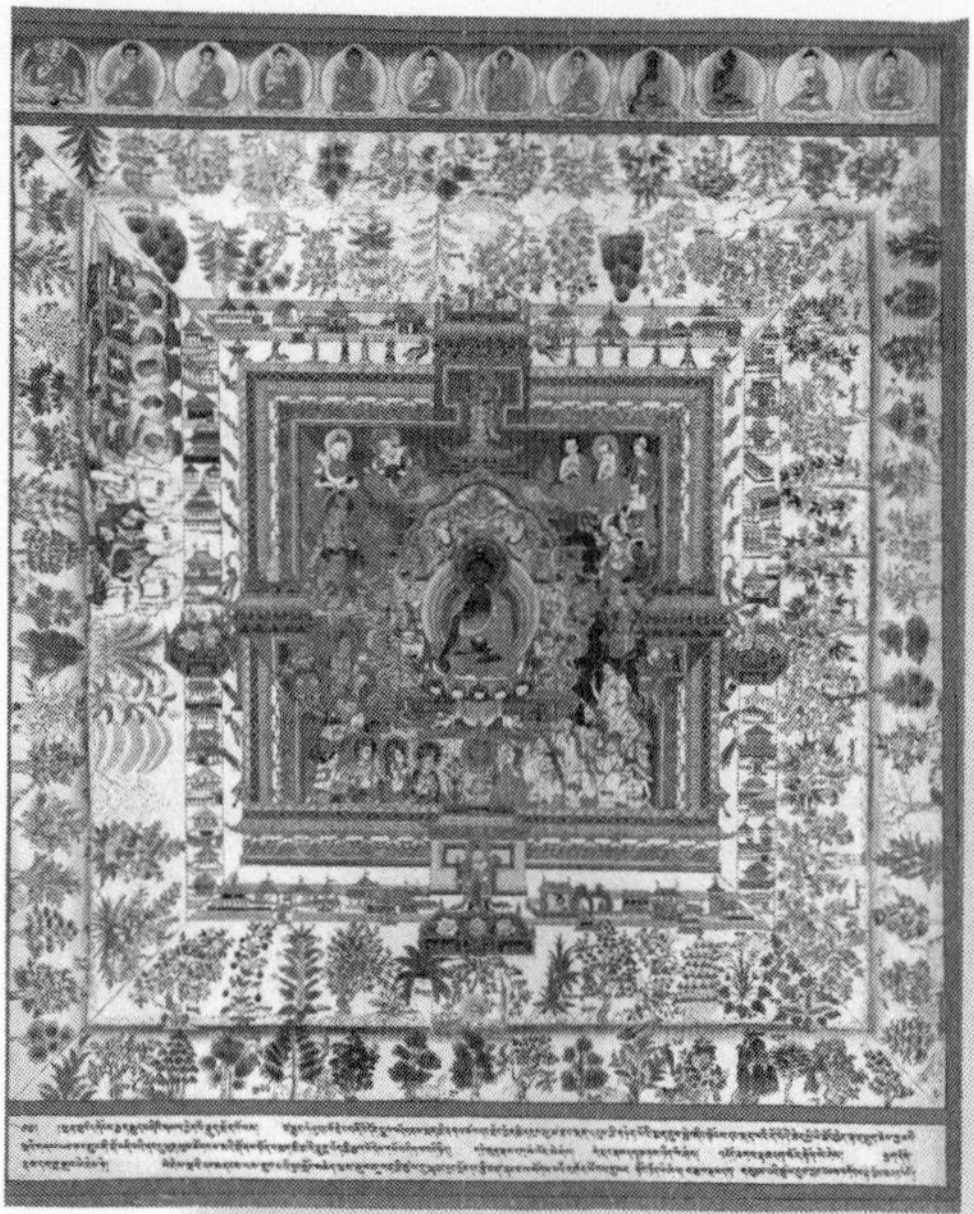

連載 第**1**回

チベット医学童話

「タナトゥク」 ―インド・ダラムサラより―

「チベット医学」を学ぶためにインドに留学し、４年に１回の試験に外国人で初めて合格。現在チベット医学占星術大学２年生の小川さんの、実体験をもとにした「チベット医学童話」をインド、ダラムサラよりお届けします。

小川康　（チベット医学占星術大学２年生　薬剤師）

おがわ　やすし

富山県出身。東北大学薬学部卒。薬草会社、薬局、農場などで勤務。99年１月よりインド・ダラムサラにてチベット語・医学の勉強に取り組む。2000年５月、メンツィーカン受験、チベット人以外の外国人として初めて合格。2003年３月無事２年生に進級。チベット医学占星術大学２年生。薬剤師。自然観察インストラクター。

「はい、もう大丈夫ですよ。しばらくは冷たい物は控えてお腹を冷やさないようにしてください。なにしろ胃は活力という作物を実らせる畑ですからね。特に早朝と夕暮れどきが一番大切なときですよ。砂糖の代わりに蜂蜜を使ってください。あたりまえのことですが食べ過ぎは厳禁です。ザクロのお薬を出しましょう。では、お大事に」

草の谷・ニヨンに住む草楽師《そうらくし》のテンジンは最後の患者を診察し終え、後片づけを始めました。そしてその夜、テンジンはとても久しぶりに、お薬師さまが住む都、タナトゥクの夢をみました。

むかーし昔、そのまた昔、聖者様たちが暮らすタナトゥクという薬の都がありましたとさ。都の大きさを計ろうにも大きすぎて見当がつきません。その町の建物は全て金・銀・ラピスラズリ（瑠璃《るり》色の宝石）・真珠でできており、彩《いろど》り華《はな》やかな宝石で装飾されています。そこからは眩《まばゆ》い程の光が放たれ、その光は全ての病を消し去り、あらゆる望みを叶えてくれると信じられています。

都の南側には太陽山がそびえ立ち、その山にはザクロ、コショウ、唐辛子などの熱性の薬草が生え、北側には雪山がそびえ、白檀《びゃくだん》、クスノキ、沈香《じんこう》などの寒性の薬木があり、東側には香気《こうき》山が位置し薬の王様であるアルラがたくさん実っています。西側のマラヤ山には良質の温泉が湧き出し老若男女を問わず気持ちよさそうにお湯につかっています。マラヤ山には薬水も湧き出ており、温泉の後に飲むと格別においしく感じられます。

四方の山々には孔雀やオウムが飛び交い、象や熊や麝香《じゃこう》シカが、のーんびりと暮らしていました。

テンジンは目が覚めた後もしばらく起き上がれず夢の余韻《よいん》に浸っていました。小さい頃からおばあさんに寝床で何度も何度も聞かされた物語をたまに思い出したり、夢でみたりするのですが、昨晩の夢はとりわけはっきりしていて現実に起こったことと区別がつかないほどなのです。それでも起き上がって身仕度を整えて山に出かける準備をすることにしました。草楽師《そうらくし》の彼は主に病人を診断する医師として、ときには薬草を採ってきて処方してあげる薬剤師として、あるときは子どもたちや村の人びとに薬草の使い方、遊び方を教

「タナトゥク」ーインド・ダラムサラよりー

える先生としてなど、幅広く村民の健康を守り続けていますが、2か月前から突然、近隣の村々に蔓延《まんえん》し始めた原因不明の呼吸器病に頭を悩ませていました。

伝わってくる情報によると、今まで肺の病気に処方してきたオオバコ、ブドウ、チュガン（竹の節の間にできる白い結晶）などの薬草では全く効き目がなく、成すすべもないまま人びとが亡くなっていくというのです。そしてついに山ひとつ向こうの村にも患者が出始め、静かな村ニヨンにも動揺が拡がってきています。

テンジンが家を出ようとしたとき、95歳になるお祖母《ばあ》さんに呼び止められました。お祖母さんはベッドから起き上がると孫の手をギュッと握りしめ一言一言、噛《か》み締《し》めるように言いました。

「テンジンや。いよいよ旅立つときがやってきたようじゃの。タナトゥクを目指して西へ行きなさい。そこにはきっとこの病気を防ぐ教えが残されている。わしらの御先祖さまが残した言い伝えがあるのだが、これはまだ教えてなかったね」

〈法が乱れた末世の500年、魔鬼がさまざまな急性の病気を引き起こす。鬼女が伝染病をまき散らす。外教徒の作る新たな物質が毒と成る。そのとき、自分と他人を守る術をここに教える〉

「お前に小さい頃から聞かせてきたお薬師さまの物語も作り話ではなくて、実は御先祖さまが残した言い伝えだったのだよ。我がハジェ家の血を引く者は誰もが小さい頃からタナトゥクの物語を聞かされ、代々それを子孫に伝えていくという義務があるのじゃ」

「お祖母さん、ど、どうしたの。突然そんなこと言われても――」

テンジンはいっそう強く握りしめる祖母の手が震えているのを感じています。

「テンジンやお前にはもうひとつ物語を言って聞かせてあるね。そう、われわれニヨン村の伝説を」


昔、昔、サーラ族の王様のお母さまが重い病気にかかってしまいました。ヒマラヤの薬草を用いても一向によくなりません。ある日、王様は夢を見ました。

「遠く東の国、太陽のやってくる国はたいそう緑が豊かな国じゃ。そこにお前の母を治す薬草がある。今、その国にはまだ誰も住んでおらぬぞ。行くがよい」

王様はサーラ族の中で一番優秀な医者を7名、この東の国〈ニヨン〉へと遣《つか》わしました。一行はただひたすら太陽の昇る方角に向かって歩き続けました。初めて出会う海の大きさに感動し、その海を船で渡り、山を越えついに夢の国へとたどり着いたのです。

穏やかな気候、一年中豊かな緑、ヒマラヤでは見たことのない薬草の数々。彼らはたちまちこの国が気に入り、このまま残って暮らすことに決めました。

医者はお目当ての薬草を採り終えると残るサーラ族の一行に言いました。

「私は王様の元へ戻る。お前達、仲良く暮らすがよい。しかし、決して自分の国、ふるさとを忘れるでないぞ。分かったな！」

「もう、気がついたね。これも作り話ではないのだよ。そしてこのときサーラという国からはるばるやってきたお

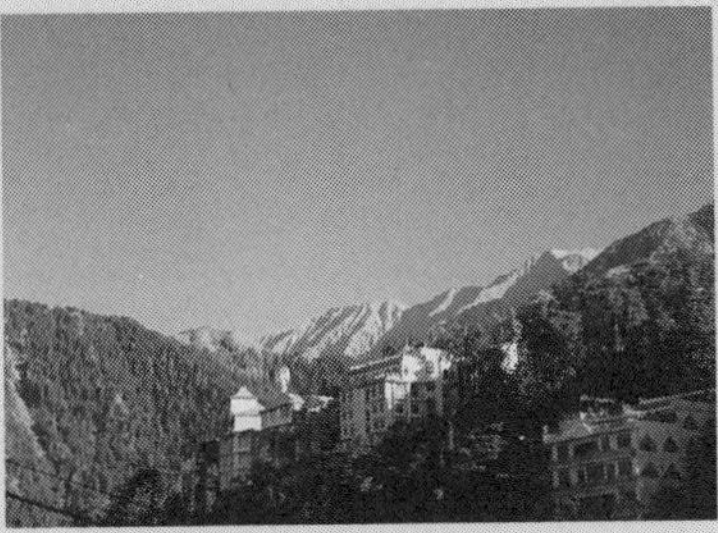

ダラムサラの風景。標高1800メートル。

「タナトゥク」ーインド・ダラムサラよりー

医者様がわれわれハジェ家の御先祖ユトクさまというわけさ。お前にはサーラ族の血が流れているのだよ。

謎の病気が拡がってからというもの、いつ、この話をお前にしようかと考えていたけれど、昨晩、久しぶりにタナトゥクの夢を見たよ。きっと今のお前なら迷うことなく強い意志で旅立ってくれるというお告げに違いない」

「お祖母さん、今が伝説の中にある〈末世の500年〉にあたるの？」

「そうかもしれないし、そうじゃないかもしれない。世の中はどうであれ少なくともこのニヨン村は争いもなく、人と人が譲り合ってくらす平和な村なのはテンジンが一番知っているだろう。法を守ること、胃の熱を大切にすること、この2つを今まで通り実践していれば決して謎の病気はやってこないし、末世の500年を迎えることもないと思うのじゃがの。〈胃の熱を大切に〉という当り前のような教えも実は御先祖から代々伝わり、この村の人びとを健康に導いてきたサーラ族の、いやタナトゥクの最も大切な教義だったのさ。ニヨン族がとりわけ病気が少なく長寿なのは、豊富な薬草のおかげと御先祖さまの教えを実践しているから

に違いない。御先祖さまはタナトゥクの智恵を全て携えてニヨン村にいらっしゃった。ところがこの教えを受け継ぐには、教え全てを一字一句間違わずに記憶し暗唱しなければならない〈秘訣口伝《ひけつくでん》〉という厳しい伝統があるために、次第に忘れ去られていってしまった。それでも後世のためにいくつかの予言と〈胃の熱〉に関することだけが残ったというわけさ」

お祖母さんの言うとおり、ニヨン村の人びとは冷たい水や氷などを毒と見なし滅多に口にせず、腹八分目を常に実践し、その上でハジェ家が各家庭に配付するザクロの薬（ザクロ・シナモン・カルダモン・ナガコショウ配合）を服用することで胃の熱が守られ、他の村々よりも健康で長寿な村だと大昔から評判を得ていました。なにしろ各家庭の台所には「胃は体の畑」という標語が掲げられているくらいです。ハジェ家のお医者は患者にいつも「冷たいものを食べませんでしたか？　胃の熱を大切にしてください」と口煩《くちうるさ》くいうので「ハジェ家のお医者は〈胃いお医者（いいお医者）〉」と皮肉られるほどでした。体が健康なおかげでしょうか、ニヨン族は働き者で思いやりもあり、法を守り、とりわけ平和が保たれています。

お祖母さんは孫の表情に決意の色を感じると、ゆっくりとその手を放し、立ち上がって祭壇のお薬師さまに手を合わせました。そしてお薬師さまの胸に埋《う》め込まれてある、色褪《いろあ》せた青い石を取り出したのです。

「これを持ってお行き。〈タナトゥクを目指す者に〉と代々受け継がれてきたトルコ石じゃよ。御先祖ユトクさまがいつも身に付けていなさったというハジェ家の家宝さ。これがきっとお前をタナトゥクに導いてくれる。タナトゥクへの入り口はサーラ国にあるというが、誰もがたどり着けるわけでは決してない。人びとを病から救うために医学を志し、薬草を愛し、大乗の教えに従うもの、つまり自分だけではなく皆の幸せを心から願うものだけに道が開かれる秘密の都なのだが、お前ならきっとたどり着いて、忘れ去られた医学の教えを持ち帰っ

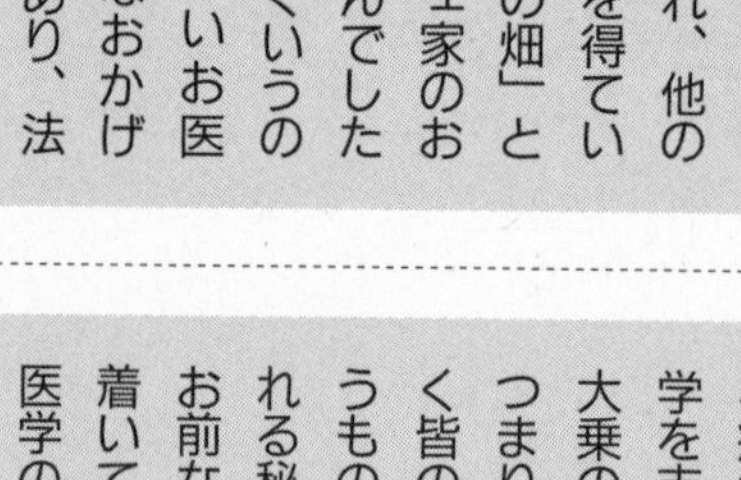

チベット医学占星術大学の校章。

てきてくれるような気がする。でも、これだけは絶対に約束しておくれ。生きて無事にこの婆のもとに戻ってくると。もし、困難に出会ったらお薬師さまの真言を唱えなさい」

〈オムベカゼベカゼ　マハベカゼ　ベカザラザヤ　サムンガテソーハ（お薬師さまに礼拝します）〉

「さあ、早くお行き。行く先々で困っている人たちを助けることを忘れてはいけないよ。それが必ず自分に返ってくるのだからね」

テンジンはその日のうちに村民全員に見送られて旅立ちました。どんどん小さくなっていく愛する孫の背中に向けて、祖母は歌を贈りました。

限《かぎ》り無《な》き　未来《みらい》に挑《いど》む起《おき》つ孫《まご》よ
堅忍不抜《けんにんふばつ》　身《み》を愛《いと》おしめ

それから10か月後、テンジンは体中にケガを負い、一文無しでサーラ国の人里離れた村に倒れているところを助けられ、村の病院に運び込まれました。故郷を

離れてから、海を越え山を越え、困っている人を助けたり治療したりしながらサーラ国の首都カワチェンまでたどり着いたものの、肝心のタナトゥクがどこにあるのか手がかりが全く摑《つか》めず弱気になっていました。そんなとき、うっかり悪い人達に騙《だま》されてしまい身ぐるみ剝《は》がされた上にお金も奪われ、こんな田舎に放り出されてしまったのです。それでも「お願いです。このトルコ石だけは持っていかないでください」と必死にお願いして首から下げたトルコ石だけが彼の手元に残りました。

「どこの国の方かは存じませんが大変な目に逢《あ》われましたね。でも、もう御安心ください。ところで私の言葉、この国の言葉を理解できますか？　そうですか、よかった」

タシと名のる穏やかな表情をした青年にテンジンは何とも言えない安心感を覚えると同時に、以前どこかで出会ったことがあるような不思議な錯覚に包まれました。タシの家はサーラ族に伝わる伝統医学を今も忠実に守りつづける医者の家系です。ケガの治療が終わると申し訳なさそうにテンジンは、今、全くお金がなくて治療費を払えないことを伝えました。

「ハッハッハー、御心配なく。私どもは決してお金を頂きません。これはサーラ族の医学の基本であり、私どもハジェ家の伝統なのです」

「えっ、今、ハジェ家っておっしゃいましたか？　偶然でしょうか、私の家もハジェというのですが異国の地で同じ名前に出会うとは思いませんでした。不思議なこともあるものですね」

　タシは医療器具を洗う手を止めると、再びテンジンの側に腰を下ろしました。

「そうですか――。これはお話をしておかなくてはいけませんね。まずハジェというのはわれわれサーラ族の言葉で〈偉大な医者〉という意味なのです。サーラ族の伝統ある医者の家系にはいくつかハジェという名を見つけることはできますが、あなたのような遠く離れた国となると話は別です。さっきから気になっていました

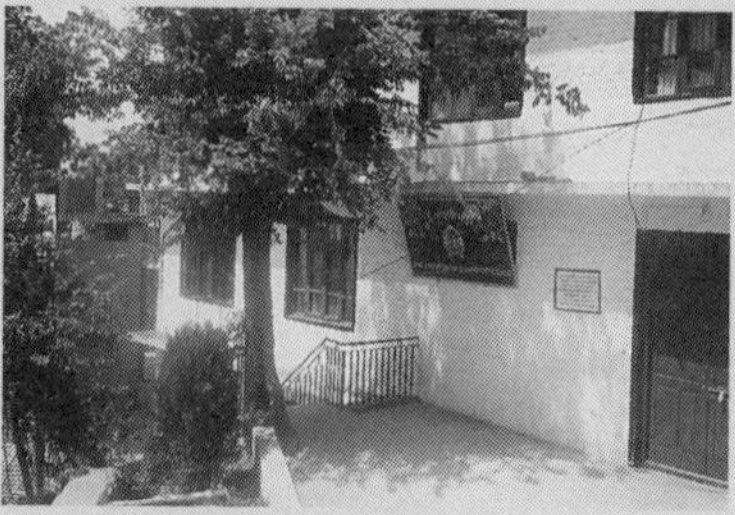

小川康さんが学んでいる大学の入口付近。

が、あなたがお持ちのトルコ石は随分と古いものですね。トルコ石は世界でも我が国を含めて数カ国でしか取れない宝石なのを御存じですか？　もしかして、あなたの御先祖さまのお名前はユトクというのではありませんか？　もう一つ、あなたの国でも〈胃の熱〉を最も大切にしていませんか？」

　テンジンは息が止まるくらいびっくりしてタシの次の言葉を待っています。

「われわれサーラ族の医学は、西暦708年にお生まれになったユトクさまによって始められました。トルコ石はサーラ族の言葉でユといいます。このお方はいつもユを身に付けておられ、お家の屋根（トク）にもユが飾られていたのでユトクと呼ばれるようになったということです。ユトクさまがタナトゥク、サーラ語で精美な都という意味なのですが、ここから医学の膨大な知識を持ち帰られギューシ（四部医典《しぶいてん》）という教典にまとめたのです。でもどうか勘違いしないでください。あなた様の御先祖がこのユトクさまと同一人物ではありません。偉大なお医者さまにはユトクという名が与えられるのです。ちなみに私の曾祖父の名もユトクといい、病に苦しんでいる人がいたら馬に乗って

どんな遠くでも診察に駆けつけ、やはり決して治療費は受け取らなかったといいます」

「タシさん、ではこの家にはタナトゥクの教えが残されているのですね。今、私の村には原因不明の呼吸器病が迫りつつあるのです。私はそれを防ぐ教えを求めて遠くニヨン村からやってきたのです」

タシの顔からは穏やかな表情がすっかり消え去ってしまっています。

「サーラ語で太陽は二、来るはヨン。昔、昔、われわれサーラ族の王様のお母さまを治す薬草を求めて、太陽（二）のやってくる（ヨン）国（ニヨン）へ渡った医者がいたという伝説を耳にしたことがありますが、まさか実話だったとは――」

タナトゥクの教えギューシ（四部医典《しぶいてん》）は四つの部から構成されていますが、残念ながら現在は最初の三部が口伝《くでん》で残っているだけで、それも完全ではありません。第一部には医学のあらましを、第二部には体・病気・健康維持の理論を、第三部には具体的な治療法を、第四部には脈診の方法や薬の作り方が記されているといいますが、あなたの国を脅《おびや》かしている謎の呼吸器病に対する治療法は恐らく最後の教典の中に含まれていると思われます。実はこのサーラ国は60年前、隣のギャミ国に侵略され貴重な仏教・医学の教典は一つ残らず全て焼き払われ、知識人たちもほとんど殺されてしまいました。15年前にギャミ国の混乱に乗じて独立を取り戻したものの、サーラ医学が受けた損失は取り返しのつかないものでした。それでもサーラ族の伝統である暗唱という智慧《ちえ》によって太古から伝わる知識をなんとか継承しようと努力はしたのですが、完全に思い出し復興することは不可能でした。

「タナトゥク」ーインド・ダラムサラよりー

ギャミ軍が迫ってきたとき、曾祖父《ひいじじ》はいち早く危険を察知し首都のカワチェンからこの人里離れたティグモス村に家族を連れて逃げてきました。それからは家族に危険が降りかからぬよう、自分がアムチ、つまりサーラ医師であることを隠して余生を過ごし、サーラ医学の教義を胸に秘めたまま亡くなったと伝えられています。しかし、やはり病人がいたらジッとはしていられなかったのでしょう。時折、村に生える薬草で治療をしていたといいます。曾祖父は「胃の熱を大切に。胃は体の畑ですよ」とくり返し説いていたそうですが、まさかこれがサーラ医学の究極教義だとはギャミ人も気がつかず、程度の低い医者だと思い込んでくれていました。

「でも、テンジンさん、がっかりしないでください。私の曾祖父《ひいじじ》はタナトゥクに出会っているのですよ」

「えっ——、本当ですか！」

テンジンは思わずタシの肩を摑《つか》んでしまいました。

「向こうに見える我が国の聖なる山、シュミ山に巡礼に行ったときに偶然、出会ったといいます。そしてサーラ医学をさらに発展させ当時の法王から〈ハジェ〉という屋号と〈ユトク〉という称号を頂いたのです。さあ、傷が癒《い》えたら出発しましょう。3日後はサーラ暦で10日にあたります。この日はツェチュといい医薬にとって特別な日で、タナトゥクへの扉が開かれると伝えられています。曾祖父もこの日にタナトゥクに出会ったと日記に書いてありました。実はですね——昨晩、曾祖父が夢に出てきてこう言ったのです。〈シャル（東）からユ（トルコ石）を持った男がやってくる〉と。きっとあなたをタナトゥクへ導く手助けをしなさい、ということを伝えたかったのでしょう。未だかつてサーラ人以外では誰もたどり着いていません。でも、聖なる山が異国人を許し、前世からの〈縁〉があればテンジンさん、あなたもきっと出会えます。私とあなたが出会えたことも間違いなく〈縁〉によるものですから」


三日後、二人がタナトゥクを目指しシュミ山の標高5500メートル附近まで登ったときでした。8月だというのに突然吹雪《ふぶき》はじめ、二人は小さな洞窟《どうくつ》に避難し体を寄せ合いました。テンジンは（聖なる山に異国人が入ったから罰が当たったんだ）と弱気になってしまいました。このとき（もし、困難に出会ったらお薬師様の真言を唱えなさい）というお祖母さんの言葉を思い出しました。

「オムベカゼベカゼ　マハベカゼ　ベカザラザヤ　サムンガテソーハ。オムベカゼベカゼ　マハベカゼ　ベカザラザヤ　サムンガテソーハ。オムベカゼベカゼ　マハベカゼ　ベカザラザヤ　サムンガテソーハ——」


30分後、吹雪が弱くなってきました。すると今度はどこからか素敵な芳香が漂《ただよ》ってきます。

「白檀《びゃくだん》の香りにクスノキ、沈香《じんこう》も混じっているな」薬草に詳しいテンジンには手に取るように判別できます。でもなぜ？　どこから？　まずタシが様子を伺うために洞窟の外に出ましたが、なにやら様子が変です。

「タ、タナトゥクだよこれが。曾祖父の残した日記に書いてあった通りだ――」

テンジンも慌《あわ》てて外にでました。

〈その町の建物は全て金・銀・ラピスラズリ・真珠でできており、彩り華やかな宝石で装飾されています。眩《まばゆ》い程の光が放たれ、その光は全ての病を消し去り、あらゆる望みを叶えてくれると信じられています。

都の南側には太陽山がそびえ立ち、その山にはザクロ、胡椒《こしょう》、唐辛子などの熱性の薬草が生え、北側には雪山がそびえ、白檀《びゃくだん》、クスノキ、沈香《じんこう》などの寒性の薬木があり、東側には――〉

「お祖母さん、ついに、ついにタナトゥクにやってきたよ」

眼前に突然現れた眩いばかりの都に、二人は興奮しそれまでの疲れも吹き飛んでしまいました。いや、これもきっと全ての病を癒すという光を浴びたからに違

いありません。都の北門の前にある池には蓮《はす》の花が満開です。門番をしている四天王のお一人、毘沙門天《びしゃもんてん》に許しを得て、いよいよ都の中に入りました。何でも今日はお釈迦様の特別な説法が行われる日だそうです。遠く中央にある五層の大宮殿からは賑《にぎ》やかな話し声が聞こえてきます。

「あなた様はどちらからきたのですか？」

「わしは天上界からきた神様で帝釈天《たいしゃくてん》というものじゃ。ここにいる仲間はみんな神様じゃよ。今日の説法をずーっと前からみんな待ち焦《こ》がれていたのだが、いよいよ願いが叶うときがやってきた。そういうあなた方はどちらから？」

「私はアートレーヤというものですが私達はみんな仙人です。主にインドで修行をしています。今日の教えをしっかり心に刻み、今日

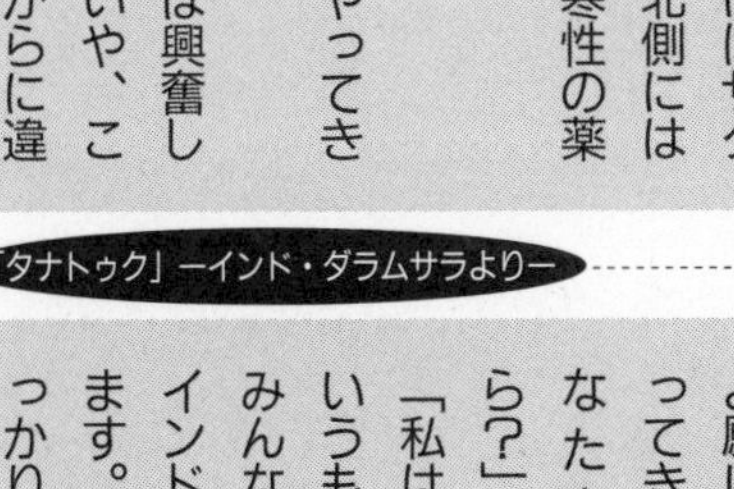

授業が終ってほっと一息の教室内。

来られなかった人びとに伝えたいと思っています。あちらにはヒンドゥー教徒の方々がいらっしゃいますね。ブラフマー、シヴァ、ビシュヌさん等など、たくさんお揃いです。その隣には仏教徒の方々がみえられます。文殊菩薩、観音菩薩、金剛手菩薩《こんごうしゅぼさつ》さんなど、こちらも大きな集団ですね。それにしても先ほどからお薬師様は瞑想に籠《こも》ったままですが、いつになったら御説法が始まるのでしょうか?」

「じーっと待つことじゃ。われわれの心の準備ができ、そのときが来たら御説法を始められるというが——」

大宮殿の中央にはラピスラズリ（瑠璃《るり》色の宝石）でできた絨毯《じゅうたん》の上にお薬師様がじっと瞑想に籠《こも》っておられます。それを取り囲む4つの集団のざわめきが少しずつ落ち着いてきた、まさにそのときです！　お薬師様の胸から何千色もの強い光線が四方八方に向かって発せられ、その眩いばかりの光にいったい何が起こったのか一瞬、我を見失うほどでした。その光線が波を返すように再びお薬師様の胸に収まると、どうでしょう、聴衆は静まり返り、憑《つ》きものでも取れたかのように皆、穏やかな表情をしています。皆、目をパチパチさせ目の眩みがどれると相変わらず瞑想に籠ったまま

のお薬師様に視線を戻しました。なんとお薬師様の御前の空中に青色の行者様が浮かんでいるではないですか。

「私はお薬師様の御心から生まれた智慧《ちえ》の行者である。釈尊《しゃくそん》に代わって教えを授ける」

手を合わせて拝む聴衆に向かって智慧の行者は、ゆっくりと御言葉を発せられました。

「皆のものよ、知るがよい！」

その重く太い声は皆々の心に響き渡り、いよいよ説法が始まったのだという喜びと緊張に包まれました。

「無病息災を願うものはこの医学教典を学ぶがよい。長寿を願うものはこの医学教典を学ぶがよい。現世において法を学び、財産を得、幸せを得たいと思うものはこの医学教典を学ぶがよい。六道輪廻《りんね》の中を巡っている神であれ、阿修羅《あしゅら》であれ、人間であれ誰であれ、皆の病の苦しみを取り除いてあげたいと願うものはこの医学教典を学ぶがよい」

智慧の行者の御言葉が終わったそのときです！　今度はお薬師様のお口から何千色もの光線が発せられました。しかし今度は皆、落ち着いてその光を満喫して浴びています。その光線が波を返すように再びお薬師

※釈尊…釈迦牟尼世尊の略。釈迦牟尼の尊称。

様のお口に収まると、どうでしょう、聴衆は今まで自分の口から発せられた嘘、悪口、陰口、乱暴な言葉などに強い後悔の念を感じ、今後そのような言葉を口にしないよう心に誓いました。皆、口をギュッと一文字に結びお薬師様に視線を合わせると、今度は智慧の行者の他にもう一人赤色の行者が空中に浮かんでおりました。

「私はお薬師様の御言葉から生まれた心の行者と申します。本日いらっしゃっている聴衆の皆様方を代表して、智慧の行者様に御質問申し上げます」

心の行者のその穏やかなお声に皆は何とも言えない安心感を憶《おぼ》えたのでした。心の行者は智慧《ちえ》の行者に尋ねます。

「智慧の行者様。先ほど述べられたように自分のため、皆のために願いを叶えたいと思うならば医学教典をどのように学べばよいのですか？ どうぞ御教えください」

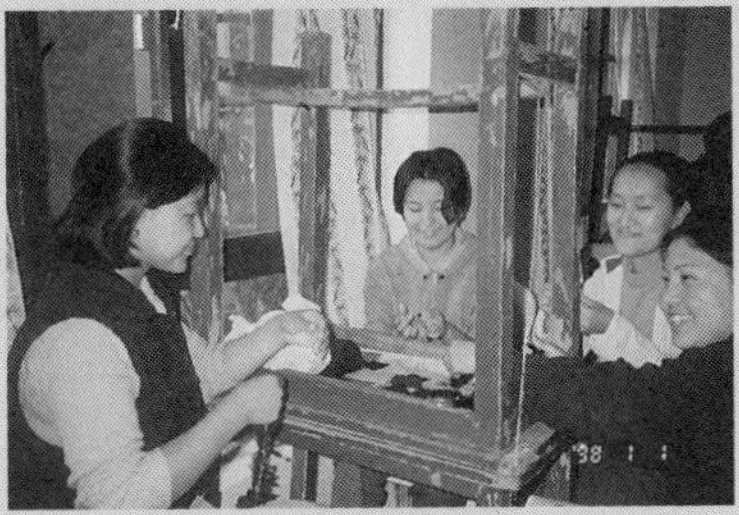

丸薬を布で包んでいる実習風景。

「タナトゥク」ーインド・ダラムサラよりー

智慧《ちえ》の行者がお答えになります。

「皆のものよ、これから医学の教えを授ける。よく聴くがよい！」

こうしてお薬師さまの化身であられるお二人の問答によって医学の教えが、人間界の人を題材として説かれ、その教えを4つの集団の方々が、それぞれ御自分のお住まいの世界の衆生《しゅうじょう》に伝えられたのです。

テンジンとタシは仏教徒の方々に席を分けてもらい、夢中になって智慧の行者と心の行者の問答に耳を傾けています。説法が第二部5章に差し掛かったとき、慣れ親しんだ教えに懐かしい故郷、ニヨンが眼前に浮かびました。

「皆のもの、よく聴くがよい！ 熱こそが消化の基礎である。人体を司《つかさど》る3つのエネルギー（ルン・ティーパ・ベーケン）、7つの構成要素（滋養分・血・肉・脂肪・骨・骨髄《こつずい》・精液）、3つの排泄物（大便・小便・汗）に宿る熱が健全ならば、常に前向きな気持ちで、健康でいられる。熱によって食物が、究極のエッセンスである精気に変換される。熱が体力を向上させる源であるから、常に軽い・温かいという性質を伴う食、生活態度を心掛けて熱を守るならば、無病息災で天寿を全うすることができる。食物の五元素（土・水・火・風・空）が速やかに体を構成する五元素に組み込まれる。特に7つの構成要素の第一番目・滋養分を生み出す胃の熱を大切にせよ。滋養分に異常があれば、それに続く構成要素全てが影響を受け病が生じる。胃は体の畑と考えよ。日の照らぬ畑に作物が実ろうか。胃の熱を大切にすることこそが医学なのである」

心の行者が質問します。

「では、具体的にどのようなことを心掛ければ良いのですか？　御教えください、智慧の行者様」

「暑い盛りの時期以外は冷たい物を取らないこと、前に食べた物が消化されないうちに又、食べないこと、胃の半分は食物、4分の1は飲み物、残りの4分の1は風の場所として保つように心掛けること。砂糖の代わりに蜂蜜を用いなさい。砂糖は冷たいが蜂蜜は温かい。早朝と夕暮れどきが最も大切な時間帯である。ザクロの薬（ザクロ2・シナモン1・カルダモン1・ナガコショウ1配合）を飲みなさい。唐辛子とバターと蜂蜜を混ぜて練ったものを食べなさい」

ニヨン村の健康の秘訣は第二部5章にあったのです。お釈迦さまの胸から放たれた光線の御加持《おかじ》でしょうか、全ての教えが心に染み渡ります。

（童話タナトゥク　続く）

「タナトゥク」ーインド・ダラムサラよりー

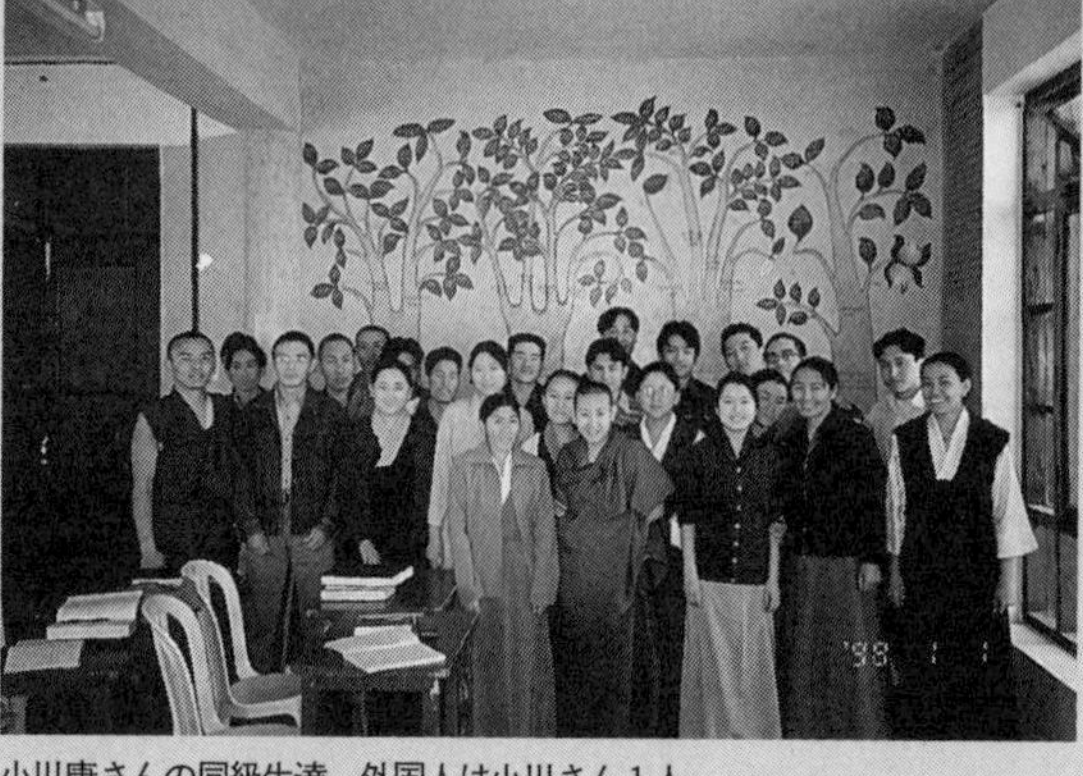

小川康さんの同級生達。外国人は小川さん１人。

※御加持…仏が不可思議な力で衆生を加護すること。

「草を楽しむと書いて薬という漢字ができました。まずは草から始めませんか」

これは私が以前、薬局で働いていたときに自主発行していた薬草通信のキャッチフレーズなのですが、そんな私がなぜチベット医学を志したかといいますと、それは、精神医学だから？　仏教と深く関わっている医学だから？　全てを見通すという神秘的な脈診・尿診に憧れて？　それらも確かに大切な理由の一つには違いありません。しかし、やはり最大の理由は「チベット医学が草を一番楽しんでいる医学だから」、「楽しむ」ことこそ最高の薬ではないでしょうか。

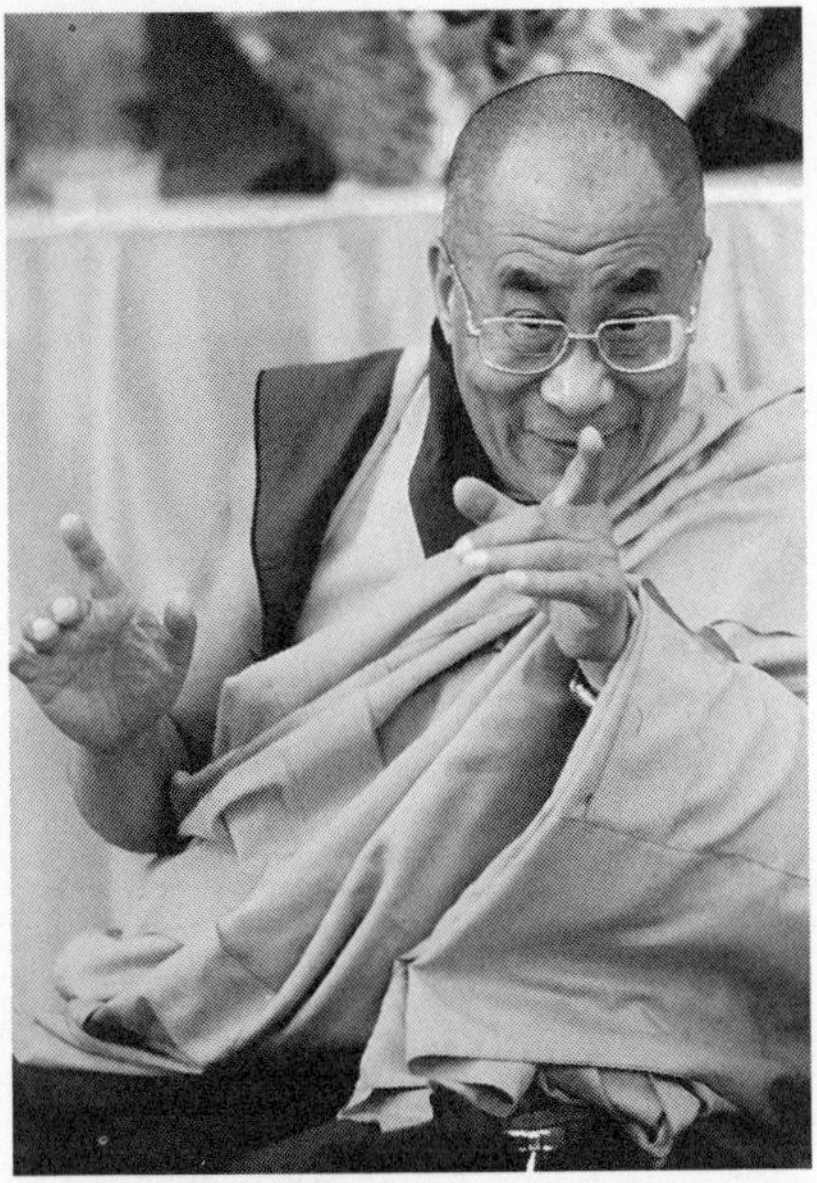

co-Angus McDonald

チベット仏教最高指導者。ダライラマ14世。

2000年5月2日から4日間に渡って入学試験（文法、仏教、政治、歴史、英語、小論文、面接）が4年ぶりに行われ、私はなんとか25の席の25番目を得ることができました。手前味噌のようですが、外国人が入学試験に合格したのは初めてとのことです。さあ、いよいよチベット医学への旅が始まるのです。

チベット医学の学習はギューシ（四部医典《しぶいてん》）という八世紀に編纂《へんさん》された医学教典に基づいて行われます。この教典は第一部根本教典、第二部論説教典、第三部秘訣《ひけつ》教典、第四部結尾《けつび》教典、の四つの部から成り立っており全てが詩文形式になっています。この教典の起源については諸説ありますが、一つにユトク（チベット医学の創始者）がタナトゥクでお薬師様から医学の教えを授かった。一つにユトクがアーユルヴェーダ（インドの伝統医学）の教典をチベットの民族性、気候、風土に合うように改良を加えた、という説などがありますが、いずれにせよギューシはチベット独自の医学教典であることには間違いがありません。われわれ学生はこの教典を一字一句間違わずに暗記、暗唱することが義務付けられており、年3回行われる厳しい筆記試験と共にチベット医学の大きな特徴となっています。

昨年の筆記試験では、とりわけ「胃の熱」に関する問題が多く出されました。私は幸運にも、ダライラマ法王の主治医であるダワ先生（富山医科薬科大学、客員教授）が診察する際、日本語の通訳を務めさせて頂き、先生は必ず「胃の熱を大切にするように」とアドバイスされおりました。先生御本人も徹底して冷たいものを召し上がらず、常に腹八分目を守られておりました。

2002年12月3日、ついに1年間の総決算ともいえる暗唱試験の日がやってきました。くじ引きで16番目となった私は、午後2時、早めの昼食で体調を万全に整え、先月亡くなった愛猫《あいびょう》の写真をお守り代わりに胸にしまって試験会場へ足を踏み入れました。外国人がどこまでやれるのか興味津々《きょうみしんしん》の先生方は私の四方を取り囲み、『始め』の合図を告げました。座布団《ざぶとん》の上で足を組みピンと背筋を伸ばした私は、薬師如来に祈りの言葉を捧げると、大きく深呼吸をし、目を閉じて1時間に及ぶギューシの暗唱を始めました。

「むかーし昔、そのまた昔、聖者様たちが暮らすタナトゥクという薬の都がありましたとさ。都の大きさを計ろうにも大きすぎて見当がつきません。その都の建物は全て、金・銀・ラピスラズリ・真珠でできており、彩り華やかな宝石で装飾されています。そこからは眩《まばゆ》いほどの光が放たれ――」

第1話完　（次号に続く）

参考

●タナトゥク　直訳すると「見て快い」という意味。

●サーラ　チベットの別名として用いられる。

●白砂糖　寒の性質をもっており、熱性の病気には薬として用いられる。

●ユトク　正式な名前は、ユトク・ユンテン・ゴンポ。（西暦708年〜833年）

●ニヨン　「ニホン（日本）」の語源は、チベットにおける「ニヨン」から来ていると言われています。

●ギャミ　チベット語で中国のこと。実際には、中国共産党は仏教は厳しく弾圧したもののチベット医学は比較的、保護されていた。

●カワチェン　サーラ同様、チベットの別名。

●説法の部分は、わかりやすくするために意訳してあります。

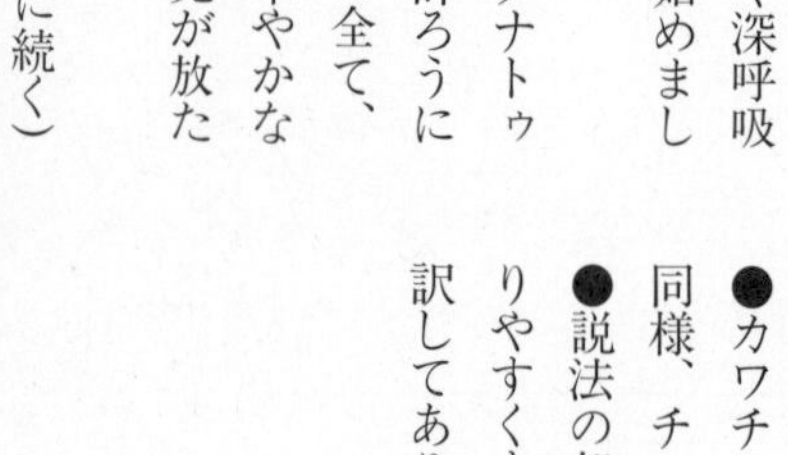

一丸一丸、丁寧に丸薬を布で包んでいく様子。丸薬づくりはすべて手作業で行われる。

本の通信販売 Book Shop

創刊号でご登場いただいた方々の、著書・訳書等関連書籍の紹介と販売のコーナーです

これらの本はすべて「ほんの木」にお申し込みいただければ、
通信販売でお求めになれます。くわしくは、
TEL03-3291-3011、またはFAX03-3293-4776にお問い合わせください。
Eメール：info@honnoki.co.jp でも受付いたします。

帯津良一
OBITSU RYOICHI

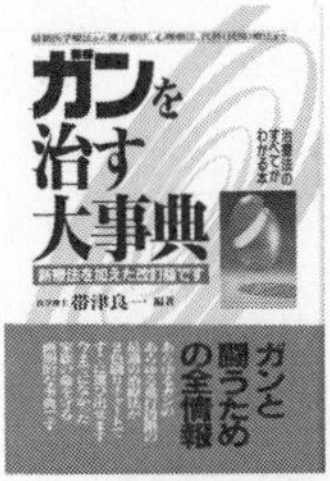

増補改訂新版 ガンを治す大事典
定価：本体2500円＋税
1997年1月25日刊
二見書房

533頁、発売以来、11刷を越すホリスティック医学第一人者の編著。タイトル通り、ガンと闘う人々への最適の治療法がのっている。ガンは決して不治の病ではない。難敵とどう対決するか。西洋医学だけでなく、東洋医学や民間療法にも戦術を求める実践の書である。それらの治療法がすべてわかり、患者自身が何を選ぶかという希望の一冊ともいえる。

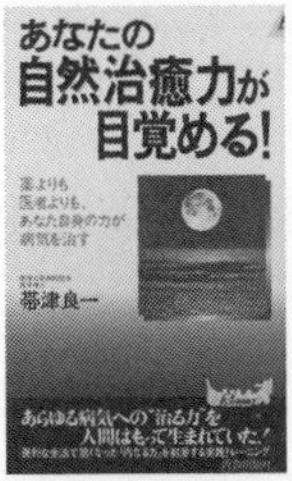

あなたの自然治癒力が目覚める
定価：本体870円＋税
2000年3月10日刊
青春出版社

自然治癒力度チェック表から始まる、実践的内容で読みやすい。「予防する力」「治す力」、体質、環境、ライフスタイル、食事、気功、それらが具体的に述べられている新書。薬よりも医者よりも、あなた自身の力が病気を治す、とする著者の医療への思いが伝わってくる。

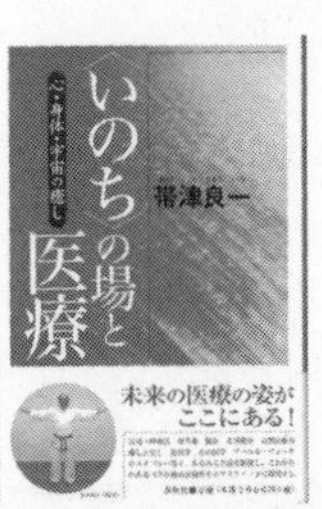

〈いのち〉の場と医療
定価：本体2000円＋税
2000年11月20日刊
春秋社

気功・呼吸法、漢方薬、鍼灸、食事療法、自然治癒力、免疫学、心の医学など、未来の医療の姿を描いた、著者の医療概念がわかる本。

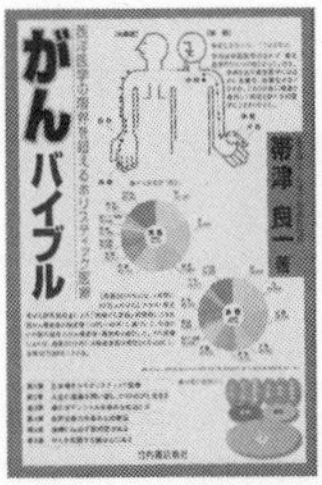

がんバイブル
定価：本体1400円＋税
2001年4月10日刊
竹内書店新社

生命場をみるホリスティック医療の解説書。自然治癒力を高める治療やがんを克服する鍵は心にあるなど、著者の癒し論、人間論が読める。

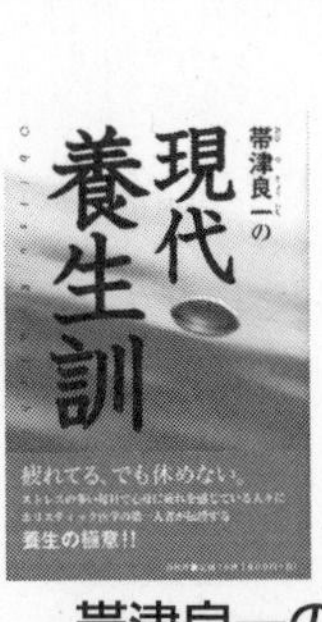

帯津良一の現代養生訓
定価：本体1800円＋税
2001年7月20日刊
春秋社

21世紀は養生の時代、生命を正しく養うことが肝心という具体論を、古典の中からの題材で、著者が楽しみながら連載した総集編。読み易い。

帯津良一
OBITSU RYOICHI

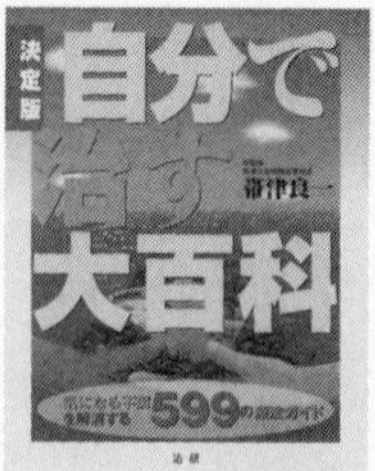

決定版 自分で治す大百科
定価：本体3800円＋税
2003年3月24日刊
法研

総頁が815。著者の総監修本。「健康は自分で守るもの、気になる不調を解消する599の療法ガイド」というキャッチコピー通り、まさに決定版である。自分で治す、家庭で治す、文字も大きく使い易いガイドブックといえる。

上野圭一
UENO KEIICHI

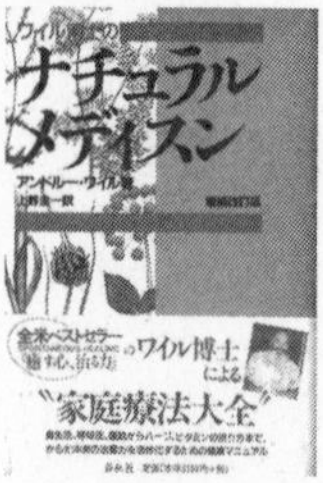

ワイル博士のナチュラル・メディスン
定価：本体3107円＋税
1990年10月1日刊
春秋社
アンドルー・ワイル著 上野圭一訳

アンドルー・ワイル博士の名著、2002年現在18刷のロングセラーだ。食べ物、水、空気、呼吸、運動、休息、睡眠などを始め、病気の予防と健康のためのガイドとして人気である。著者はアメリカ、アリゾナ大学医学部教授。

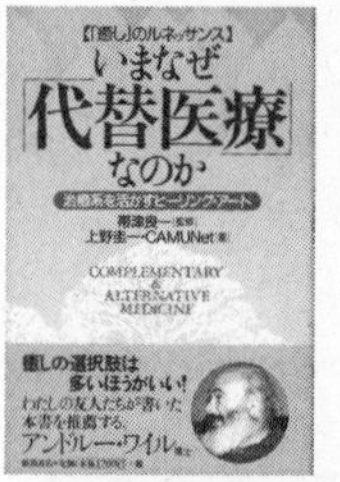

いまなぜ代替医療なのか
定価：本体1700円＋税
1998年9月30日刊
徳間書店
上野圭一・CAMUNet 著

この本は、代替医療——もうひとつの医療について書かれた、理解しやすい癒しの書である。著者らの自然治癒力への世界観がよくわかる。

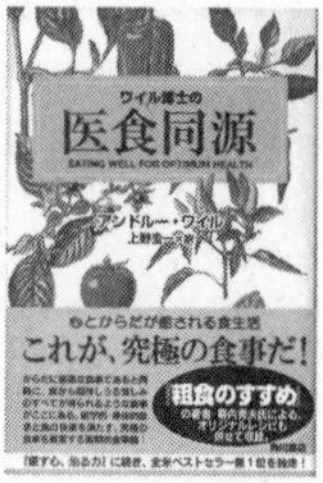

ワイル博士の医食同源
定価：本体2500円＋税
2000年9月30日刊
角川書店
アンドルー・ワイル著 上野圭一訳

心と体が癒される食生活について書かれた、全米第1位となった本。ワイル博士の「健康相談①〜⑥」、「癒す心、治る力」（共に角川書店刊）などと共にヒット。

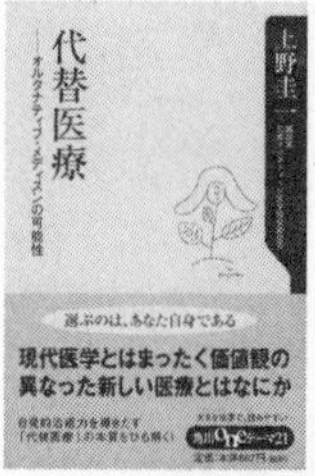

代替医療
定価：667円＋税
2002年7月10日刊
角川書店

オルタナティブ・メディスンの可能性や自然治癒力を導きだす新しい医療がみえる。

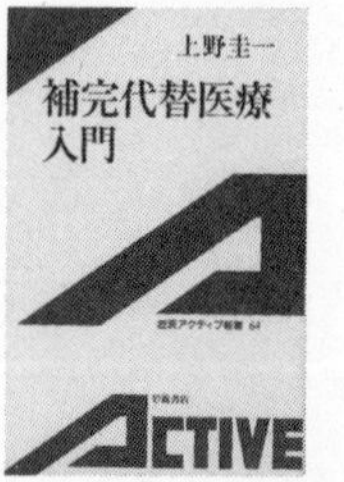

補完代替医療入門
定価：本体700円＋税
2003年2月5日刊
岩波書店

民間・伝統医療がエコロジー意識の高い市民によって再評価され、米国では「代替医療」英国では「補完医療」と呼ばれて、約30年になる。90年代からは補完代替医療、略してCAMと呼ぶようになった。こうした歴史と、各国の現状、日本の進むべき方向などが詳しく書かれているのは、ひとえに著者を貫く市民性にある。

藤波襄二
FUJINAMI JŌJI

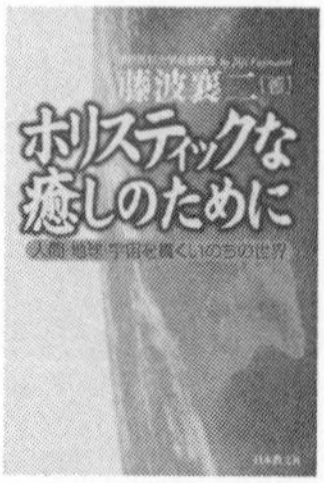

ホリスティックな癒しのために
定価：本体1524円＋税
1997年11月15日刊
日本教文社

人間、地球、宇宙を一体化するいのちの世界、まるごとの医療について、一般むけに書かれたホリスティック医学の解説書である。著者は、なかなかラジカルでストレートである。医療の世界、薬業界などにも手厳しい。いのちを癒す医療への情熱がそうさせるのだろう。医の原点を求めるすべての人におくる書である。

安保 徹
ABO TORU

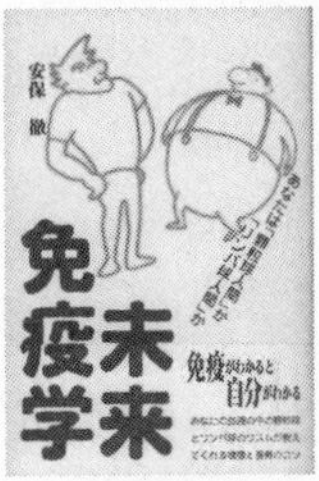

未来免疫学

定価：本体1810円＋税
1997年５月１日刊
インターメディカル

あなたは「顆粒球人間」か「リンパ球人間」かで有名になった一冊。白血球中の二大防御細胞の研究を、一般読者にもわかりやすく紐といた。交感神経と顆粒球、副交感神経とリンパ球のバランスにこそ、神経と免疫の関係が秘められ、自然治癒力、免疫力の鍵がある。体のリズムや食生活の話題まで、実に興味が尽きない。

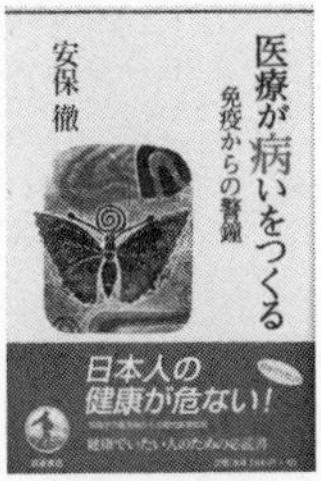

医療が病いをつくる

定価：本体1800円＋税
2001年11月27日刊
岩波書店

刺激的なタイトルがいい。免疫からの警鐘とサブタイトルにあるように、著者の専門、免疫学の真髄を語った本である。生物には自然治癒力があり、人の心と体は白血球の自律神経支配を媒介として密接につながっている。これは単なる医療批判の本ではなく、まさに、心と体をつなぐ新しい免疫論である。

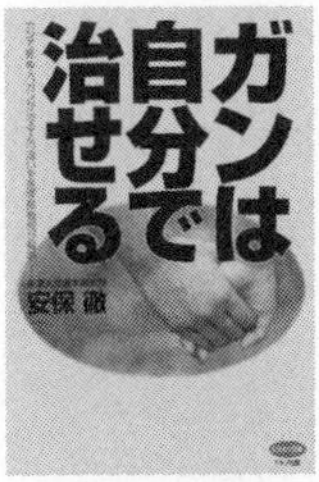

ガンは自分で治せる

定価：本体1300円＋税
2002年５月25日刊
マキノ出版

ガンで死ぬ人、ガンが治る人の違いが、自律神経と免疫力、ガンの仕組みなどからわかる。免疫力を高めることが最大の予防法である。

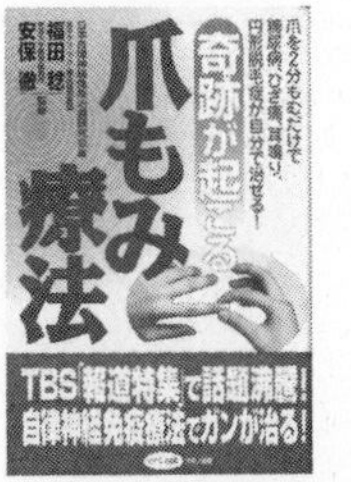

奇跡が起こる爪もみ療法

定価：本体1300円＋税
2002年６月23日刊
マキノ出版
安保徹、福田稔監修

爪の根元を2分もむだけで糖尿病、耳鳴りなどが自分で治せる、で話題の本。自律神経免疫療法による治療例も多く、体験談にくわしい。

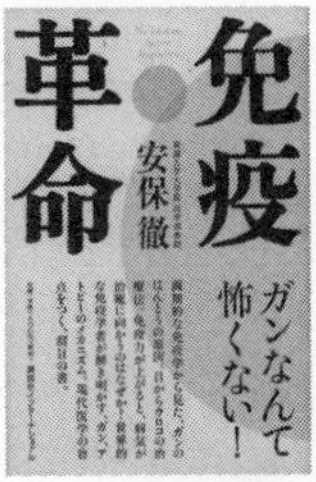

免疫革命

定価：本体1600円＋税
2003年７月11日刊
講談社インターナショナル

21世紀の新しい医療のあり方を、世界的免疫学者が科学的かつ徹底的に解き明かす。

川村則行
KAWAMURA NORIYUKI

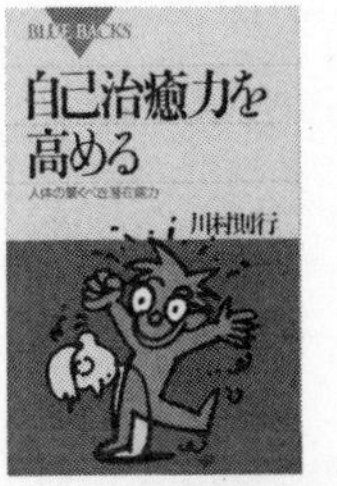

自己治癒力を高める

定価：本体800円＋税
1998年10月20日刊
講談社

人体の驚くべき潜在能力に対する、独自の仮説が鋭い。不治の病からの奇跡的回復や、慢性疾患の克服など、事実が証明する治癒力を精神神経免疫学の立場から数多く例示し、病気の原因、心と脳と体の関係などから自己治癒力を導き出す。論理明解で具体的方法論も、実例からわかりやすい知恵として伝わってくる。

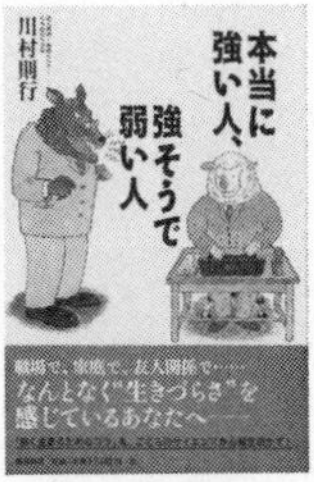

本当に強い人、強そうで弱い人

定価：本体1500円＋税
2001年５月７日
飛鳥新社

人生は行動療法そのものである。強くなれる方法を小さなことからやってみること。初めから強い人はそんなにいない。敗者復活戦のチャンスは何度でもある——。著者のメッセージだ。素直な人は心が強い。心と体の深い関係。ストレスに強い人ほど危ない。など、悩んでいる人や生きづらさを感じている人にピタリ、の本。

渡辺順二
WATANABE JUNJI

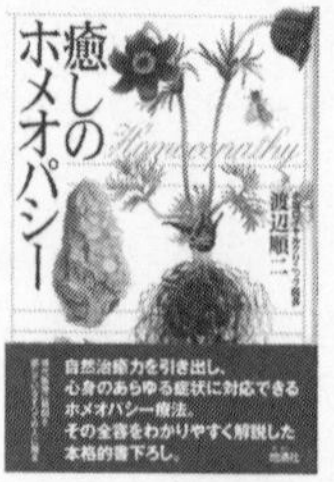

癒しのホメオパシー
定価：本体2800円＋税
2002年９月20日刊
地湧社

西洋医をやめ、ホメオパシー医となった日本で最初の人が著者である。欧米などでは公認されているホメオパシー。自然治癒力を引き出すその不思議な療法が今、秘かな人気である。その全容をわかりやすく解説した書下しの一冊。

カール・サイモントン他共著
CARL SIMONTON

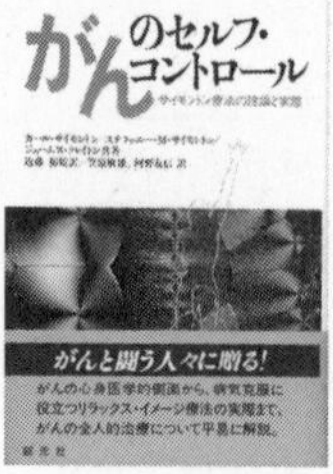

がんのセルフ・コントロール
定価：本体2500円＋税
1982年９月１日刊
創元社　近藤裕監訳、笠原敏雄、河野友信訳

カール・サイモントンとステファニーMサイモントン、ジェームス・クレイトンの共著である。２００１年現在15刷とロングセラーを続けている。テープの別売りもある。これは、がんと闘う人々に贈る全人的治療への書である。

岸原千雅子
KISHIHARA CHIKAKO

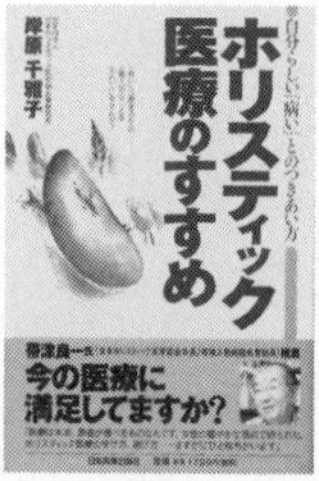

ホリスティック医療のすすめ
定価：本体1700円＋税
2003年３月１日刊
日本実業出版社

女性の細やかな視点で書かれた、ホリスティック医療の受け方、選び方の概説書である。自分らしく「病」とつき合う、「病い」は患者のものなど、医療や介護の大切さに着眼した好書。病院ガイドやホームページガイドもある。

南研子
MINAMI KENKO

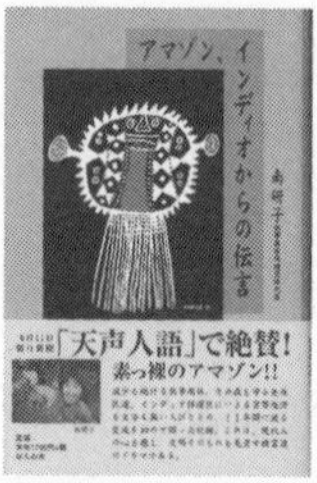

アマゾン、インディオからの伝言
定価：本体1700円＋税
2000年４月22日刊
ほんの木

「天声人語」（朝日新聞）でも絶賛された、アマゾンのインディオ支援NGOの実話である。貨幣も文字もない暮らしこそ、癒しと平和に満ちているという不思議。文明こそが病であり、ストレスのない幸福とは何か、がよくわかる。

以上の本は、通販で購入できます

お近くの書店で在庫があればお求めになれますが、各社の本を一度にお買いになる場合、小社「ほんの木」の通信販売が大変便利です。商品があれば１週間程度で発送致します。定価１２００円以上の小社の本を一冊でもお買い上げになると送料が無料。お支払いは宅配代引き、または郵便振込前払いで。詳しくは、左記をごらん下さい。

■「本の通信販売」のご注文方法■

〈ご注文・お問合せ〉
（電話）03-3291-3011（月～金９：00～８：00、土～５：00）
（FAX）03-3293-4776（24時間）
http://www.honnoki.co.jp/
メールアドレス　info@honnoki.co.jp
〒101-0054　東京都千代田区神田錦町２-９-１
斉藤ビル３Ｆ　㈱ほんの木　ブックショップ係
郵便振替　00120-4-251523（加入者名）ほんの木
（代引手数料）１回のご注文が5000円以上は無料。5000円以下は、210円（税込）がかかります。離島へは別途実費がかかる地域もあります。ご了承下さい。（また、海外も別途料金となります。）
くわしくは、お問合せ下さい。　（ほんの木）

編集部から「読者の皆様へ」

創刊号をお求めいただきまして、
誠にありがとうございます。
初年度は３カ月に１冊、
季刊を予定しております。
次号は10月です。
おたより等をぜひお寄せ下さい！
ＴＥＬ03-3291-3011
ＦＡＸ03-3295-1080（編集部）

■ 会員制と書店売りについて

本書籍は年間予約４冊セット会員の方式（一括年会員送料・税込で６３００円）と、書店での一冊ずつの購入方法と、両方式をとらせていただいています。書店でお買い上げの読者の皆様には、ぜひ読者カードを編集部（小社）にお送りいただきたく、お願い申しあげます。各種お知らせ等をお送りしたいと考えているためです。

■ 次号からの企画・募集

ご愛読者の皆様からのお便り、ご意見、ご感想のページを設けます。２００字～４００字ぐらいでお書きいただき、ファックスか、メール、またはご郵送下さい。採用の方には、小社漢方生薬入浴剤「芳泉」お試しセットをお礼させていただきます。写真、病気克服談、体験記などでも結構です。また、今号でご登場いただいた先生方へのメッセージやご感想もお待ちいたします。（あて先は、下段左に書いてあります）

■ チラシ配布にご協力下さい

小社は小さな出版社ですので、満足に広告も打てません。読者の皆様のお力で、チラシをご友人、知人、講演会等にてお配りいただけないでしょうか。あつかましいお願いですみません。「協力するよ！」と手をあげていただける方、ぜひ必要枚数をお知らせ下さい。10枚以上の方、小社入浴剤「芳泉」サンプルを御礼に同封いたします。

■ 年間購読、会員読者の方へ

アンケートへのご回答、本書へのご意見の他、ぜひご協力下さい。「声」こそ私たちの、編集治癒力・免疫力・知恵です。

◆

企画から丸３年、準備から約１年。ＳＡＲＳが発症し、あわてました。多くの先生方の心からのご協力でようやく本書が創刊になりました。ご登場の皆様、厚く、深く御礼申しあげます。

◆

〔自然治癒力を高める連続講座係まで〕
〒101-0054
東京都千代田区神田錦町２の９の１
斉藤ビル「ほんの木」編集部
〔電話〕03（3291）3011
〔FAX〕03（3295）1080
〔メール〕info@honnoki.co.jp

編集後記

▼「自然治癒力・免疫力」をテーマにした連続講座がいよいよ始まります。多忙なスケジュールの中、第1号にご登場いただいた先生、専門家の皆様には、心からの感謝の気持ちでいっぱいです。4月から取材を開始して、原稿をまとめつつ、〈食べ物、生活習慣、運動、心のあり方…〉、できることからすぐに実践をしていると、私自身の自然治癒力がどんどん高まっていくのを実感しました。本書は、この体験を多くの人に共有してもらえるようにまとめた、いわば、「読んで自然治癒力を高める」代替読書療法です。（高橋）

▼SARSが世界中で大流行し、パニックになった。手洗い、うがい、マスクしか当面の対策が見あたらないという。発症対死亡率が9%～15%、高齢者に至っては50%だそうだ。恐らく、「自然治癒力・免疫力」の差なのだと推測できるが確証がない。安保徹先生が述べられた、顆粒球、リンパ球のバランス論がこの状況を説明しているように思える。本書で多くの専門家が語っているように、21世紀は「感謝して生きる」時代であろう。人間は少しそれを忘れ、傲慢《ごうまん》になりすぎた。（柴田）

編集部へのご感想、お問合せは TEL 03-3291-3011 FAX 03-3295-1080
〒101-0054 東京都千代田区神田錦町2-9-1斉藤ビル
(株)ほんの木（編集部）宛まで。

自然治癒力を高める連続講座 1

代替療法と免疫力・自然治癒力

第1巻第1号 通巻1号
2003年7月25日第1刷

出版プロデュース 柴田敬三
発行人・編集人 高橋利直
発売 （株）ほんの木

〒101-0054
東京都千代田区神田錦町2-9-1 斉藤ビル
TEL 03-3291-3011
FAX 03-3293-4776
Eメール info@honnoki.co.jp

郵便振替口座 00120-4-251523
加入者名 （株）ほんの木
印刷所 中央精版印刷（株）

会員制定期購読のご案内

（年間一括）

●初年度（2003年7月、10月、2004年1月、4月）
年4冊セット 6,300円（税・送料込）
●ご自宅にお届けいたします。
●お申し込みは、（株）ほんの木
TEL 03-3291-3011
FAX 03-3293-4776
Eメール info@honnoki.co.jp

この連続講座は、全国の主要書店でお求めになれます。また小社の通信販売もご利用になれます。

次号予告

第2号2003年10月発行予定
定価：本体1,600円+税

特集

食生活から自然治癒力・免疫力を高める

■「家庭でできる自然療法」東城百合子（自然食・自然療法研究家）
■「予防こそ最良の知恵」帯津良一（帯津三敬病院名誉院長）
■「外食生活、昼定食を考える」田上幹樹（三楽病院第三内科部長）
■ あなたは朝食「食べる派」、それとも「食べない派」？
■ 食事は「粗食」か、「何でも食べる」がいいのか？

代替療法 アーユルヴェーダ、体にやさしい食事方法
上馬場和夫（富山県 国際伝統医学センター次長）

食と環境 「危ない食べ物」船瀬俊介（ジャーナリスト）

読み切り この野菜が、免疫力・自然治癒力を高める

「免疫学から再びアプローチ」安保徹（新潟大学大学院教授）

アンドルー・ワイル博士の「医食同源」上野圭一（翻訳家・鍼灸師）

連載
アマゾン、インディオからの癒し② 南研子
チベット医学童話「タナトゥク」② 小川康

（第2号の予告内容は、都合により変わることがあります。あらかじめご了承ください）

良い本を広く社会に

アマゾン、インディオからの伝言

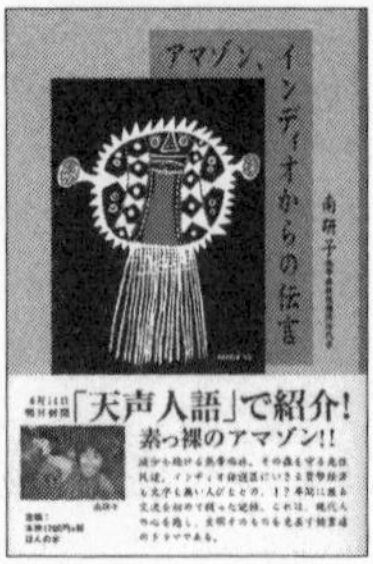

熱帯森林保護団体代表　南研子《けんこ》著
四六版　ハードカバー
定価1785円（税込）送料無料

驚き、感動、涙！　小説より面白いNGO団体代表の女性の本。減少する熱帯雨林、その森を守るインディオたち。貨幣経済も文字もない人々との13年間に渡る交流を初めてつづった、現代人の心を癒し、文明を見直す感動のルポ。

「自然治癒力を高める連続講座」で連載の、南研子さんの単行本！

《朝日新聞、天声人語が絶賛！》

天声人語

むちゃな女性がいたものだ。ブラジルの先住民保護区への支援活動にのめりこむこと十年。アマゾンを取るか家庭を選ぶかと夫に問われ、妻や母としての役割放棄を宣言。それでも彼に支えられ今日に至る▼「熱帯森林保護団体」代表の南研子さん(52)は、毎年必ず数カ月ずつ現地に入る。会費や寄付をもとに医療や教青、自然保護のプロジェクトを進める。川で遭難しかけたことがある。死の危険が常に身近に迫る。毎回、「香典」と称して友人らからお金を集め、資金の足しにする。去年帰国したとき、銀行の個人口座の残高は二百九十一円だった▼南さんが魅せられた先住民の暮らしは、日本人の想像を絶する。文字もなければ貨幣もない。年齢を数えないから、いつまでも若々しい。泣く、笑う、怒るといった感情表現は豊かだが、幸せとか不幸とか寂しいといった、ややこしい概念は存在しない（後略）

わたしの話を聞いてくれますか

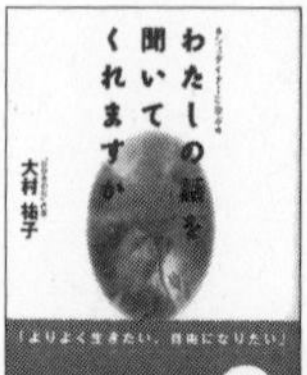

ひびきの村代表
大村祐子著
定価 2100円
（税込）送料無料

シュタイナー教育に学ぶ人間として、また教育者として「生きる力と共感」を読む人に与えてくれる、大村さんの心の内を綴ったエッセイ。

シュタイナーを学ぶ本のカタログ

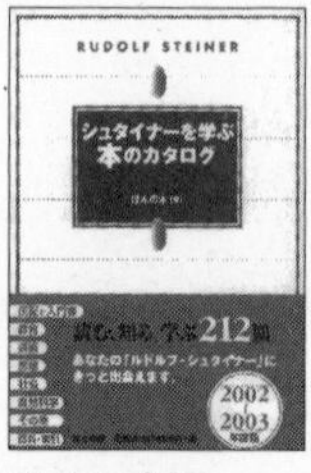

ほんの木編
定価2520円
（税込）送料無料

シュタイナーに関する必要な本が探しやすい！すぐ購入できる。どの本に何が書かれているか？わかりやすい！ジャンル、タイトル、著者、出版社から探せます。あなたのルドルフ・シュタイナーにきっと出会えます。

ほんの木　TEL 03-3291-3011　FAX 03-3293-4776
〒101-0054 東京都千代田区神田錦町2-9-1斉藤ビル